Mulher, trabalho e maternidade

Uma visão contemporânea

Mulher, trabalho e maternidade

Uma visão contemporânea

Vera Maluf
Doutora em Psicologia Clínica pela PUC-SP

Atheneu

EDITORA ATHENEU

São Paulo	*Rua Jesuíno Pascoal, 30* *Tel.: (11) 2858-8750* *Fax: (11) 2858-8766* *E-mail: atheneu@atheneu.com.br*
Rio de Janeiro	*Rua Bambina, 74* *Tel.: (21) 3094-1295* *Fax: (21) 3094-1284* *E-mail: atheneu@atheneu.com.br*
Belo Horizonte	*Rua Domingos Vieira, 319, conj. 1.104*

PRODUÇÃO EDITORIAL: Sandra Regina Santana
CAPA: Paulo Verardo
FOTO DA CAPA: Fernanda Naman

Dados Internacionais de Catalogação na Publicação (CIP)
(Câmara Brasileira do Livro, SP, Brasil)

Maluf, Vera
Mulher, trabalho e maternidade : uma visão contemporânea / Vera Maluf. -- São Paulo: Editora Atheneu, 2012.

Bibliografia
ISBN 978-85-388-0325-6

1. Maternidade 2. Mulheres - Condições sociais 3. Mulheres - Psicologia 4. Mulheres - Trabalho I. Título.

12-11672 CDD-155.633

Índice para catálogo sistemático:

1. Mulheres : Psicologia 155.633

MALUF, V.M.D.
Mulher, trabalho e maternidade – Uma visão contemporânea

Às mulheres nucleares da minha vida, com amor!

Lily, minha mãe;

Fernanda, minha filha;

Lara e Karen, minhas netas.

"Ninguém nasce mulher, aprende a ser mulher."

Beauvoir (1949)

Agradecimentos

À minha família, que muito me incentiva e acredita em meu trabalho, e em especial aos meus filhos Eduardo e Ricardo, que me mostraram a importância deste livro em minha vida.

À Profa. Dra. Edna Peters Kahhale, minha orientadora no doutorado, que muito me apoiou em meu crescimento acadêmico e na elaboração da minha tese, dando-me condições de realizar este livro.

Ao José Ernesto Beni Bologna, pelo grande incentivo ao meu trabalho e pela colaboração com o prefácio.

Ao Marcelo Bessera, pelo seu olhar humanista à condição da mulher e pela ajuda com o entendimento das leis constitucionais.

À Marília Rocha e à Sonia Salerno Forjaz, pela atenção profissional e leitura crítica dos originais.

À Deborah Fagundes, pelo constante apoio interessado e amigo.

A todas as mulheres que me ajudaram com sua participação na pesquisa, contando-me sobre um universo feminino riquíssimo e que possibilitou este livro.

Aos meus clientes, pela troca de cada dia em minha clínica psicológica.

Aos meus queridos amigos, pelo presente que são em minha vida!

Grata a todos!

Prefácio

Certa vez um repórter perguntou à Emily Dickinson (USA, 1830-1886) a respeito de sua opinião sobre a razão de tão poucas mulheres escreverem naqueles tempos. Compreensivelmente, o repórter esperava da já respeitada poetisa uma elaborada resposta intelectual e sensível, com eventuais considerações socioculturais e alguma pimenta política. No entanto, para sua surpresa, a resposta de Emily foi tão notável que ficou para a história:

"– Eu penso que é porque, nas nossas casas, as mulheres não têm um lugar onde possam ficar sós, e escrever".

Murasaki Shikibu (973-1014/25?) foi uma escritora japonesa – e ainda é considerada entre as melhores da literatura mundial. Em sua vida, experimentou a forte ascensão do nacionalismo japonês, que consolidou sua identidade cultural e escreveu *Genji*, uma longa e notável obra de costumes e aventuras na qual analisa, na trama encadeada de um enorme número de personagens, a complexidade das relações humanas, incluindo gêneros e gerações.

Zaynab al-Ghazali (1917-2005) foi uma ativista feminista islâmica nascida no Egito, filha de um mercador de algodão e professor de religião que a estimulou a liderar, como mulher, causas de grande dimensão social e cultural. Zaynab, ainda jovem, entrou para a "União Feminista Egípcia" e defendeu, durante toda a sua árdua vida de prisões e torturas cruéis, sua fundamentada convicção de que o Islã, em toda a sua filosofia e religião originais, reserva à mulher a mais nobre e digna das condições, sendo qualquer variante um grande equívoco.

Três mulheres, de tão distantes épocas, pertencentes a culturas tão distintas, ao redor de um objetivo universal: discutir, buscando aprimorar, a maneira como a cultura considera e trata a mulher, e o feminino.

Assim, desde as já distantes épocas em que a poesia e a novela faziam seus papéis políticos, até nossa época de especialidades tecnológicas desafiando as construções éticas e legislativas, passando pelos duros tempos de ativismo sob tortura, o que se tem é uma grande rede, em teia e cadeia, de esforço por humanidade. A essa cadeia pertence este livro.

Sua autora tem dedicado seus anos ao estudo da condição feminina contemporânea num aspecto especialmente sensível: a relação, para a mulher, entre o trabalho e a maternidade. Tomando o tema em suas particularidades, pode-se pensar em formas pragmáticas de abordagens, com suas escolhas polarizadas em contraditórios "ou...ou".

No entanto, não é assim que a autora aborda a complexidade da questão.

Admiravelmente capaz de "sustentar a angústia dos dilemas", vendo nela também energia para a criação do novo, Vera, como psicoterapeuta experiente e pesquisadora cuidadosa, ousa suportar a narrativa descritiva em seu próprio plano – contando-nos como andam as cabeças – para apostar na humanidade dos humanos, mostrando-nos que há uma evidente transição, que ela estimula um projeto, que esse projeto incita uma nova construção e que as soluções virão. Este livro é um convite à construção.

Naturalmente – é justo, generoso e compreensível – ao final, e em alguns durantes, a autora não nos furta dos seus sensíveis e inteligentes "pitacos", todos fundados em boas práticas, para ótima ética.

No entanto, por mais curioso que esteja, não vá direto ao final. A perda seria imensa, porque o encadeamento é preparatório e competente.

Os capítulos avançam ilustrando a tese original, depois as indagações que ela gerou, e a inquietação construtiva se avoluma, deixando-nos maior e melhor consciência de um problema tão central.

Um dia – você conhece a história – a Rainha disse à Alice:

"– Comece pelo começo, siga pelo meio e, ao final, pare".

Aqui, perante o que se segue, peço a você que obedeça à Rainha da Alice em duas partes e transgrida a terceira:

"– Comece pelo começo, siga pelo meio e, ao final, não pare".

Continue, depois, e sempre, refletindo sobre a imensa relevância dos temas – "Mulher, Trabalho e Maternidade" –, especialmente quando, como aqui, são tomados, hábil e seriamente, em conjunto.

Como beneficiários evidentes, os homens e as crianças agradecem!

José Ernesto Beni Bologna

Sumário

Aos meus leitores

Quando acabei minha dissertação de mestrado em 2005, o que me levou a escrever o livro *Fertilidade e maternidade, o desejo de um filho*, havia entrado em contato com um universo de mulheres que inspiraram minha tese de doutorado, base deste livro.

Quem eram essas mulheres?

As que vieram até mim durante a pesquisa da dissertação de mestrado[1], como sujeitos, e as que vieram até mim como clientes de terapia durante seus tratamentos de reprodução assistida, com uma queixa típica: medo de engravidar e perder poder, financeiro e profissional.

Por que esse medo?

Sabe-se que a maioria das empresas, até aqui, tendia a enxergar com olhos "críticos" suas executivas de primeira linha quando estas necessitavam se afastar por causa de gravidez.

Conforme caminha a relação entre a cultura social e empresarial, essa atitude, hoje, está parcialmente revista. Muitas instituições, com a implantação da nova lei para a licença-maternidade, sancionada em 2008, mas efetiva-

[1] Dissertação de mestrado intitulada *Coping e crenças em mulheres no tratamento de reprodução assistida*, PUC/SP, 2005.

mente aplicada a partir de janeiro de 2010, aumentaram os benefícios para as mulheres. A nova lei expandiu o período da licença-maternidade para seis meses, que antes era de apenas quatro meses. Fica a decisão entre a profissional e a empresa de usá-la na íntegra, ou não, estando as instituições se abrindo cada vez mais.

No entanto, sabe-se que a relação entre os hábitos e valores sociais e as leis é bilateral. Tanto os hábitos e valores inspiram e instruem as leis como as leis podem ser usadas para a melhoria social. Pretendo, aqui, mais que me ater aos efeitos das leis, inspirar e estimular os líderes empresariais e os legisladores para um tema tão relevante.

Assim, impulsionada pelo desejo de escutar a verdadeira realidade das mulheres executivas em seus ambientes de trabalho, coloquei, como objetivo em minha pesquisa para a tese de doutorado[2], conferir o quanto esse modelo em transição entre profissionais e instituições empresariais consegue ser praticado no "aqui e agora", podendo trazer ou não saúde mental e física para essas mulheres e consequente melhoria social e produtiva.

Além de toda fundamentação teórica, a pesquisa foi embasada em questionários que abordavam os temas homem/mulher, maternidade, profissão, relação afetiva, contemporaneidade e qualidade de vida, dirigidos a mulheres executivas brasileiras.

---

[2] Tese de doutorado intitulada *Mulher, trabalho e maternidade: uma visão contemporânea*, PUC/SP, 2009.

Recebi, como respostas a esses questionários, realidades surpreendentes, interessantes e criativas. Todas as mulheres pesquisadas, algumas já mães, outras ainda na espera desse momento, contaram-me fascinantes intimidades do universo feminino. Na verdade, revelaram não só a mim, mas a todas as pessoas que entraram em contato com meu trabalho de pesquisa, tanto durante quanto depois.

Quais realidades?

Impossível sintetizar em poucas palavras, tamanha a riqueza! Daí este livro!

Meu relato a você, leitora ou leitor, sobre a maravilha e a complexidade do universo feminino que contatei.

O momento é nitidamente de transição. As mulheres buscam um novo modelo feminino, ainda indefinido para elas mesmas. Claramente, estamos em construção! Antes ainda, estamos em "projeto". E que melhor momento para contribuições do que o momento do projeto e sua construção? Daí não apenas este livro como narrativa descritiva, mas como convite. Que a partir da narrativa eu possa convidá-lo, e convidá-la, a contribuir com o futuro.

Aqui, adianto que as mulheres vivem um momento histórico complexo e contraditório, divididas entre o desejo de se afirmarem como protagonistas que constroem história ao lado dos homens, história essa não só profissional como econômica, política e social, e o desejo da maternidade e seu exercício pleno em relação ao acompanhamento do desenvolvimento dos filhos.

Então vem a pergunta: o que fazer com a descoberta?

Muitas possibilidades podem ser exploradas!

Será uma reflexão fechada e pronta em si mesma? Com certeza, não! Apenas a parte que minha consciência atual alcança e pode oferecer a vocês. Mas é o meu convite para todos, incluindo a mim mesma: que continuemos a refletir para tentar criar, na sociedade, cada qual com sua possível "ferramenta" de trabalho e inserção social, um mundo melhor para as gerações que nos sucederão!

Boa leitura!

Vera Maluf

Uma visão sócio-histórica da mulher contemporânea em relação à família nuclear

"O fato histórico não pode ser considerado como definindo uma verdade eterna; traduz apenas uma situação, que se manifesta precisamente como histórica porque está mudando."

Beauvoir (1949)

Quando fazemos uma recuperação do desenvolvimento histórico do século XX buscando o entendimento de como a sociedade contemporânea – e, em especial, a mulher – se posicionou em relação a todas as transformações incrivelmente rápidas e mesmo vertiginosas que nos trouxeram até aqui, percebemos importantes mudanças. Os valores, práticas e papéis que as pessoas costumavam desempenhar em relação à rotina de vida e aos padrões de comportamento, em um número considerável de grupos sociais, já não são os mesmos.

Uma das características reconhecida como mais evidente da contemporaneidade, no contexto dos países em desenvolvimento, é a ruptura entre presente e passado, com a valorização acentuada do novo e a consequente rejeição do tradicional.

Nesse cenário, houve grande mudança no papel da mulher. Na visão de mundo que chamamos neste livro de "contemporâneo", o que mudou não foi apenas a natureza das atividades da mulher na sociedade, mas também os papéis desempenhados por ela ou as expectativas convencionais do que devem ser seus papéis, em particular os papéis públicos da mulher. Não mudou só o papel feminino, mas mudou como se entende "o que é ser mulher", ou seja, a subjetividade do feminino.

No contexto de um mundo que se reinventa, entraram as mulheres, em número impressionantemente crescente, na educação superior, porta de acesso às profissões liberais. A partir desse momento, a mulher começa a aparecer de forma marcante no mercado de trabalho.

Sinais de mudanças significativas, e até mesmo revolucionárias, marcam as expectativas das mulheres sobre elas mesmas e as expectativas do mundo sobre o lugar delas na sociedade.

Os movimentos sociais levaram ao questionamento, na sociedade capitalista, das relações de gênero, das oportunidades de trabalho para os diferentes sexos, da questão da sexualidade. As mulheres, como grupo, tornaram-se uma força política importante, como nunca aconteceu.

A partir daí, a própria amplitude da nova consciência da feminilidade e seus interesses tornaram insuficientes as explicações simples em torno da mudança do papel da mulher na sociedade.

Por seu lado, a medicina moderna triunfou com várias descobertas, e um dos campos de maior impacto na vida das mulheres foi o da endocrinologia. O estudo das glândulas endócrinas culminou no desenvolvimento da pílula anticoncepcional. Com isso, abriu-se a perspectiva da construção de novas dimensões e possibilidades para o feminino, ampliando a concepção tradicional em relação à maternidade e propiciando a liberdade da prática sexual independente da reprodução.

A partir dos anos 1970, a livre escolha da maternidade ou direito de recusá-la é uma conquista central das mulheres.

Casar ou seguir solteira (em que momento), ter ou não ter filhos, abraçar uma profissão, são opções que não mais implicam escolher entre liberdade e sujeição, pois a mulher atual cogita inventar o seu próprio destino de acordo com suas necessidades internas.

Essa mulher, como representante do ser contemporâneo por excelência, vive uma realidade paradoxal: por um lado ela assume o governo de si mesma, desvinculando sexo de procriação e inserindo-se no mercado de trabalho; por outro lado ela ainda valoriza e preserva papéis e valores tradicionais como ser mãe, educadora dos filhos, organizadora do espaço doméstico e esposa.

Tais ambiguidades constituem os polos contraditórios que habitam a intimidade dessa mulher, ocorrendo em contraponto com os novos valores dos papéis femininos: uma imagem antes frágil e necessitada de proteção, que atua valorizando os cuidados com a prole, ganha outros contornos que fazem dela um ser em construção, buscando no seu desenvolvimento o poder da realização de suas potencialidades, para ver-se definitivamente inserida na lógica do individualismo atual, sem perda de seu papel reprodutivo ancestral.

Essa grande mudança que ocorre na família clássica corrobora para a dissolução da figura mulher/esposa/mãe tradicional na medida em que ela passa a ser parceira dos homens no mercado de trabalho, na construção da nova sociedade. Teoricamente, emerge uma nova estrutura de família que prescinde do papel tradicional da mulher, mas o que se percebe na realidade é uma dificuldade dessa mulher de abrir mão completamente do seu antigo papel.

Os mitos e as crenças que envolveram as consequências das atividades remuneradas das mulheres para sua qualidade de vida e bem-estar subjetivo e que criaram toda uma teoria de que elas deveriam permanecer em seus papéis tradicionais vêm se diluindo à medida que pesquisas realizadas apontam para uma melhor qualidade de vida e bem-estar subjetivo de mulheres que possuem um trabalho remunerado, em contraposição às mulheres que não trabalham.

Como consequência dessa nova realidade, é possível notar uma mudança profunda na estrutura familiar tradicional à medida que o pai deixa de ser o único provedor e a mãe, a única responsável pelas tarefas domésticas e cuidados dos filhos. O que se vê atualmente em muitas famílias brasileiras de nível socioeconômico médio é um processo de transição, em que a divisão de tarefas entre pai e mãe pontua o dia a dia da família.

Nos casamentos nos quais existe uma divisão mais igualitária das atividades domésticas e cuidado com os filhos, todos ganham, pois, se por um lado, a mãe diminui sua sobrecarga em casa e passa a contribuir financeiramente com seu trabalho, por outro lado o pai sofre menos a pressão dos momentos de insegurança no emprego e pode conviver mais com a família, criando um relacionamento mais estreito, o que favorece o bem-estar emocional dos filhos.

Educar os filhos sempre foi uma tarefa complexa para os pais, embora isso não signifique que tais responsabilidades sejam compartilhadas de maneira igualitária entre o casal. Diversas pesquisas apontam que as mães tendem a envolver-se mais do que os pais nas tarefas do dia a dia da criança e, geralmente, estão à frente do planejamento educacional de seus filhos, por serem muito controladoras e não conseguirem delegar poder.

Observa-se, porém, um número crescente de pais que compartilham com a mulher ou até mesmo assumem as tarefas educativas e a responsabilidade de formação dos filhos, buscando adequar-se às demandas da realidade atual. Essas situações parecem refletir aspectos do processo histórico que teve lugar no decorrer do século XX, acarretando transformações no exercício da tarefa educativa nas famílias, haja visto os movimentos de pais que exigem participar da educação dos filhos e que pressionaram para a aprovação da lei que estabeleceu a guarda compartilhada (Lei nº 11.698, de 13 de junho de 2008), um ótimo exemplo da nova configuração do relacionamento homem/mulher, casados ou separados.

Essas mudanças, porém, parecem não ocorrer com a mesma frequência e intensidade em todas as famílias. Encontramos, hoje em dia, a construção de famílias com diferentes configurações e estruturas. Coexistem modelos familiares nos quais segue vigente a tradicional divisão de papéis; outros nos quais maridos e esposas dividem as tarefas domésticas e educativas; e, ainda, famílias nas quais as mulheres são as principais mantenedoras financeiras do lar, mesmo acumulando a maior responsabilidade pelo trabalho doméstico e a educação dos filhos.

A relevância da família nos tempos atuais, levando em conta os vínculos de casal e das relações entre pais e filhos, parece tomar diferentes configurações familiares, chamando atenção para o fato de que os problemas familiares instalam-se a partir do momento em que se institui uma forma de família como oficial. Dizer que a família não é nova ou velha, mas faz algo novo ou não, parece a conclusão mais acertada.

As novas situações derivam de diferentes relações familiares, por exemplo, não ter filhos e desejá-los, separações, morte do cônjuge, novos casamentos com filhos de relações anteriores, mudanças nas preferências sexuais de orientação heterossexual para homossexual, entre outros. Temos, assim, as chamadas novas famílias: famílias monoparentais, casais homossexuais com desejo ou não de adotar filhos, as novas formas de procriação da reprodução assistida.

Na verdade, as diferentes situações familiares precisam ser pensadas a partir das próprias relações, no mundo social e em cada sujeito, com base nas variações de seu mundo interno, que produzirá efeitos específicos e diferentes nos vínculos familiares.

São muitos os componentes que afetam a qualidade de vida e o bem-estar subjetivo da mulher. Com relação à multiplicidade de papéis, as abordagens têm focado principalmente no desgaste das mulheres na realização de suas múltiplas tarefas, agravadas pelo sentimento de culpa quando não conseguem cumprir tudo a que se propõem. Vem daí o que se caracteriza como *distress*[3] psicológico e baixa vitalidade na qualidade de vida.

Concluindo, o que se percebe é que, ao longo da história, passamos a dividir os papéis femininos em três conjuntos fundamentais: a esposa, a profissional e a mãe. É preciso respeitar – e muito – a grande complexidade com que, em todas as épocas, culturas e mentalidades, as mulheres se defrontaram em seus múltiplos papéis. Ser esposa, numa cultura na qual há expectativas de uma companheira compreensiva, uma competente gestora da casa, uma parceira nos eventos sociais (expectativas assustado-

[3] *Distress* refere-se ao estresse provocado pelo acúmulo de situações negativas, assim como *eustress* refere-se ao estresse provocado pelo acúmulo de situações positivas.

ramente mínimas), é certamente um papel, em si, árduo. Ser mãe, numa sociedade cuja expectativa é a educação idealizada de filhos progressivamente complexos (senão mesmo complicados), é igualmente um conjunto de atividades árduo. Que dirá, então, da profissional competindo em um universo original e tradicionalmente masculino como o do trabalho, em geral, e o das lideranças organizacionais, em particular? Da mulher espera-se que seja esposa perfeita, mãe perfeita, profissional perfeita; metas, metas, metas, infernalmente derivadas de um mundo no qual os imperativos de eficácia, o pragmatismo de resultados, teorizam permanentemente sobre as vidas humanas. E, se olharmos pelo lado do mito de que ser mãe é sagrado, onde colocamos as falhas? Quanta frustração e culpa desnecessárias!

Assim, as questões que se colocam e derivam são as seguintes: essa mulher aguenta? Ela suporta o triplo papel, na medida em que as idealizações contemporâneas sobre cada um deles coloca expectativas crescentes?

Continuidades e rupturas da mulher na contemporaneidade: uma questão de gênero?

"No momento em que as mulheres começam a tomar parte na elaboração do mundo, esse mundo é ainda um mundo que pertence aos homens."

Beauvoir (1949)

Hoje, quando se fala de relações de gênero, não se pode deixar de considerar o papel da nova mulher na sociedade.

As mudanças e persistências no papel da mulher, principalmente no contexto social brasileiro, enfatizam a nova forma como a mulher quer ser considerada. A imagem de um ser frágil e necessitado de proteção, sob o domínio dos sentimentos, atuando na intimidade e presa aos cuidados com a prole, ganha outros contornos, fazendo dela um ser em construção, na busca de seu desenvolvimento e da realização de suas potencialidades. Os caminhos traçados pela evolução marcam, contudo, continuidades ao lado de rupturas.

Até sua definitiva inserção no mercado de trabalho, a mulher via-se quase inteiramente determinada pela ordem social burguesa e machista. Hoje, passadas três décadas de feminismo combativo, a mulher aponta para uma nova e instigante realidade, tão distante dos modelos de passividade compulsória diante do universo masculino quanto da indiferenciação sociossexual – a convergência unissex que viria a equalizar homens e mulheres na sociedade moderna.

A maior escolarização e a profissionalização da mulher acarretaram um contrato social mais amplo e constante; como consequência, o questionamento se intensificou e atingiu muitas áreas. Isso significa uma crítica ao passado, uma análise depreciativa de como as mulheres eram criadas, de sua submissão, dos limites estreitos impostos ao seu movimento dentro dos grupos sociais e às possibilidades de escolha profissional. Todos esses aspectos aparecem na discussão, quer de grupos feministas, quer de outros que passam a enfatizar o excesso de trabalho que recai sobre a mulher – que, agora, mantém atividades fora do lar, mas ainda é a responsável pelo bom andamento da casa, dos filhos e do bem-estar do marido.

Assim, a transformação pode ser vista como acelerada e também lenta, na dependência do referencial de valores tradicionais como respeito, obediência, submissão, delicadeza no trato, pureza, capacidade de doação e habilidades manuais. Esses atributos que foram considerados fundamentais e definidores da "boa moça" até meados do século XX são progressivamente abandonados, deixando de ser o que mais se valoriza na educação da menina/moça. Permanecem, sem dúvida, mas de forma indefinida e secundária, enquanto a mulher aprende a competir e a conquistar o direito à escolarização, para exercer atividades profissionais diversificadas.

Apesar de nesse momento da evolução da sociedade, em que a livre escolha dos parceiros determina o que parece ser uma condição mais madura e segura de com quem se quer conviver, hoje se sabe que nem sempre as relações são duradouras. As últimas décadas ficam também marcadas pelo aumento no número de separações, divórcios e novos casamentos, implicando uma exigência de mudança nas definições do que é ou não valorizado no homem e na mulher.

Entretanto, se por um lado há alterações, por outro há aspectos em que não se percebe tão claramente que a direção seguida, hoje, seja oposta à de décadas atrás.

Chama atenção a frequência com que os rituais do casamento são seguidos tão à risca, detalhadamente, ainda que se saiba que seu significado primordial (início da vida em comum) e sua finitude estejam evidenciados na mente de todos que dele participam. Os casais já moram juntos, têm filhos, e sobem ao altar cientes de que talvez não seja "até que a morte os separe". Ainda assim participam e, curiosamente, desejam o ritual à moda antiga.

Outro exemplo típico diz respeito ao papel do homem e da mulher dentro do ambiente familiar. Existem divergências e conflitos de posicionamento quanto a funções, direitos e deveres, estando a mulher sempre muito direcionada à luta de afirmar-se diante do mundo masculino/feminino.

Nesse sentido, percebe-se que a divisão das tarefas domésticas e da criação e da educação dos filhos parece não acompanhar de maneira proporcional as mudanças decorrentes da maior participação da mulher no mercado de trabalho e do sustento econômico do lar. O descompasso dessas mudanças se evidencia em suas mais diversas expressões, como no fato de que o trabalho doméstico continua sendo frequentemente denominado trabalho de mulher.

O desemprego provocado pela chamada onda tecnológica tem levado a mulher a assumir cada vez mais a chefia da família. O homem, como tradicional provedor familiar, cede lugar à mulher, que se torna provedora parcial ou total das necessidades da prole, afirmando, assim, sua competência no desempenho da atividade masculina, mesmo numa conjuntura adversa e desigual. Ela permanece ganhando, em geral, menos do que o homem e sujeita-se, muitas vezes, a realizar tarefas em situação precária, adequando-se à flexibilização do trabalho.

A fala das mulheres em relação a essa realidade é de queixa e ambiguidade:

1. elas precisam adotar uma atitude competitiva para poder impor-se e obter respeito. A relação entre os sexos, aqui, torna-se problemática perante essa exclusão dos direitos de real igualdade entre eles. A mulher hoje é personagem de um processo histórico em construção;

2. por outro lado, há uma insatisfação emocional das mulheres quanto a ganharem mais do que seus maridos, que pode estar na base cultural do conjunto de estereótipos aprendidos que determinam o papel da mulher na sociedade de acordo com o sexo.

Esse sentimento também pode estar apoiado no preconceito ainda existente da natureza inferior da mulher, impactando sobremaneira as diferenças de gênero na divisão de papéis, tanto no âmbito social como sexual e do trabalho.

A perpetuação da crença nessa suposta inferioridade da mulher acaba se constituindo em uma face da sua identidade social, que permeia a sua relação com o outro. À medida que ela for transformando isso na sua própria subjetividade, e na relação com os outros, é que novos avanços acontecerão, porque cada ser humano é a história de suas relações sociais.

Concluindo, o fato é que as mulheres estão em busca de uma nova identidade. A luta feminista do último século mudou de configuração e hoje as "armas" são outras. Conquistou-se um novo posicionamento, construído com esforço, suor e lágrimas, montado com recortes que misturam realidades conhecidas, intuídas e sonhadas. Tudo isso tem um preço, e essa adaptação não é fácil, impactando sobremaneira a qualidade de vida, a saúde física e mental, como é possível perceber por meio das falas das mulheres pesquisadas na tese de doutorado que embasa este livro e que podem ilustrar essa realidade:

a. Mulheres posicionando-se em novos papéis – inserção qualificada no mercado de trabalho:

"A qualificação da mulher, somada à forma com que a mulher consegue dividir seu tempo, viabilizou sua entrada no mercado de trabalho. O próprio preconceito contra a mulher faz com que ela tenha que se qualificar mais para ser aceita por seus pares masculinos. Isso ocorre também no empenho exigido à mulher. Com isso, a mulher foi vagarosamente abrindo espaços na sociedade, temos aí exemplos magníficos, e com isso foi alterando suas expectativas frente ao sexo oposto. Para essa mulher capacitada, o homem tem que ser parceiro; caso contrário, não há sustentação para o casamento." (S 4, 43 anos)[4]

"O exemplo de minha mãe sempre trabalhar contribuiu para ver, cada vez mais, essa transformação no exercício profissional. O fato de eu mesma ter trabalhado muito em eventos sociais fez com que essa visão sobre essa transformação se consolidasse." (S 37, 40 anos)

"Profissional e financeiramente, as mulheres se equipararam. Em termos de família, tanto o papel materno quanto o paterno se diferenciam das gerações anteriores, pois o homem é muito mais presente afetivamente e nas atividades rotineiras. Socialmente, as mulheres também se

[4] "S" relaciona-se ao Sujeito na Pesquisa da tese de doutorado. O número que segue está relacionado ao controle da tabulação. As falas das mulheres foram transcritas na sua forma original.

destacam em alguns segmentos, mesmo naqueles em que a predominância é masculina." (S 41, 36 anos)

"*Todas as atividades profissionais que as mulheres exercem podem ser realizadas por homens.*" (S 15, 31 anos)

b. Mulheres posicionando-se em novos papéis – assumindo o papel de provedora:

"*Antes o homem era quem provia a casa normalmente com um salário maior para manter a casa e a família. Com as mudanças no mercado de trabalho, nem sempre hoje o homem pode continuar a ter o papel de trazer maior renda para a casa.*" (S 7, 43 anos)

"*Fui casada com um executivo com o qual tive um filho, porém, na separação, fiquei com o ônus e o bônus no cuidado do menor, visto que, por trabalhar e ter um alto salário, não tive pensão para mim e tive uma muito reduzida para o menor. Atualmente estou no segundo relacionamento, no qual meu parceiro tem um salário muito inferior ao meu.*" (S 9, 33 anos)

"*Meu marido ficou desempregado e não acertou mais um rumo profissional. Dessa forma, hoje vivemos uma situação quase invertida da definição social clássica de mulher responsável por casa e filhos e marido pelo sustento.*" (S 16, 42 anos)

c. Nova visão da independência financeira da mulher:

"*Meu divórcio me abriu uma perspectiva totalmente diferente de esposa e filha (antes do casamento), mostrando que, dentro de toda mulher, existe outra totalmente dife-*

rente e que fica adormecida devido a nossa sociedade e padrões. Quando ela desperta por algum fato ocorrido, como uma separação, por exemplo, uma força e energia incríveis reacendem." (S 43, 45 anos)

"Minha mãe nunca trabalhou e, com condições financeiras favoráveis, fui criada para ser dona de casa também. Mas, por vontade própria, comecei a trabalhar e consigo conciliar a vida profissional e familiar muito bem. Acho que antigamente as mulheres eram criadas para serem mães, donas de casa, e, agora, já crescem vendo as mães trabalharem. Outra cabeça, buscando a independência financeira." (S 12, 41 anos)

"O fato de minha mãe sempre ter contribuído financeiramente em casa." (S 32, 30 anos)

A questão aberta da pesquisa que embasou este livro – **"O desenvolvimento profissional das mulheres possibilitou relações mais igualitárias nas instâncias pessoais?"** – também trouxe respostas inspiradoras quanto à visão das mulheres relativamente às suas relações de gênero:

a. Igualdade, autonomia e independência financeira:

"A opção de não ficar presa em um relacionamento por dependência financeira, e o respeito maior por parte dos homens e de boa parte da sociedade." (S 13, 40 anos)

"A independência financeira não tem preço. Vi muitas mulheres se sujeitarem à vontade de seus maridos por pura dependência financeira e modelo social." (S 16, 42 anos)

"Com certeza, a mulher sai da condição de 'sustentada' para a 'condição igualitária'. Isso faz com que um relacionamento não seja uma válvula de escape, ou um 'porto seguro', e sim uma opção. Acredito que isso também colabore para um número maior de casamentos e separações, pois a mulher não precisa se submeter, porque tem seu autossustento." (S 20, 34 anos)

"Sou independente financeiramente e faço minhas próprias escolhas. Por ser ativa profissional e intelectualmente, tenho condições de avaliar melhor minhas relações e interagir de maneira mais qualificada com as pessoas ao meu redor." (S 24, 32 anos)

"A independência financeira deu à mulher o direito de opinar, se posicionar, alterando sua posição anterior de submissão." (S 33, 34 anos)

"Possibilidade e autonomia para dividir tarefas, como educação dos filhos, tarefas do lar, terminar relacionamentos improdutivos e dependentes." (S 38, 40 anos)

"Eu me desenvolvi mais como pessoa e profissional, aumentei minha segurança e confiança." (S 37, 40 anos)

b. Desigualdade – visão social de mulher como ser inferior ao homem:

"Porque as mulheres ainda são vistas como seres inferiores." (S 43, 45 anos)

"Para muitos homens (maridos, namorados e até familiares), a mulher independente financeiramente ainda assusta muito." (S 44, 45 anos)

"Não. Acho que a mulher ainda tem uma carga muito grande nas relações pessoais, com marido, filhos e família, que não foi equilibrada pelo avanço no lado profissional." (S 22, 35 anos)

"Não há uma compreensão da indisponibilidade do homem para as funções e atividades familiares." (S 31, 30 anos)

"A dedicação com os filhos e a coordenação do funcionamento da casa. Por mais que um marido possa ser supercooperador, a responsabilidade acaba sendo feminina." (S 20, 34 anos)

Trabalho e realização profissional: quais as reais possibilidades para as mulheres?

"Entretanto, existe hoje um número assaz grande de privilegiadas que encontram em sua profissão uma autonomia econômica e social. São elas que pomos em questão quando indagamos das possibilidades da mulher e seu futuro."

Beauvoir (1949)

Na evolução do trabalho humano no mundo ocidental, levando em conta as questões globais e suas repercussões mundiais, homens e mulheres passaram conjuntamente por diferentes modos de relacionamento profissional até os mais recentes, marcados pela modernização industrial, pela informatização dos processos de produção, resultando tudo isso na diversificação de tarefas, com consequências nos paradigmas produtivos.

Porém, as condições enfrentadas pelas mulheres como participantes do mercado de trabalho sempre foram diferenciadas e desvantajosas em relação ao universo masculino. Analisando a situação do Brasil, Maria Cristina Aranha Bruschini, doutora em Sociologia pela Universidade de São Paulo desde 1987, atualmente pesquisadora sênior da Fundação Carlos Chagas, tem divulgado dados importantes sobre a participação das mulheres no mercado de trabalho. Bruschini escreveu sobre as teorias econômicas, que sofreram mudanças consideráveis no tempo, introduzindo análises explícitas a respeito dessas desigualdades de situações entre os gêneros. Concluiu que isso se verificou porque a divisão sexual do trabalho para a manutenção da família, através das épocas, sempre atribuiu ao homem a função de principal provedor financeiro das necessidades da casa.

As mudanças sociais, econômicas e políticas que repercutiram no modelo patriarcal de família tornaram-se mais intensas e visíveis na década de 1980, quando se acentuaram as modificações nos paradigmas dos processos de produção manufatureira dos países industrializados. Nesse período, salientou-se a expansão dos serviços e dos setores de informação, observando-se a integração de mercados globalizados.

O processo de reestruturação econômica e as transformações nas instituições sociais e políticas que foram postos em prática desde então trouxeram a necessidade da discussão mais detalhada sobre a questão de gênero nas relações econômicas, como uma dimensão relevante das mudanças históricas que merecem a atenção diferenciada das políticas públicas.

O Banco de Dados sobre o Trabalho das Mulheres da Fundação Carlos Chagas[5] contém séries históricas a partir de 1970, com estatísticas sobre o crescimento do trabalho feminino, a relação entre a família, a escolaridade, o lugar ocupado pelas mulheres no mercado de trabalho e a qualidade deste, apresentadas em forma de tabelas, acompanhadas de textos explicativos e de notas metodológicas.

As estatísticas analisadas são oficiais, obtidas em levantamentos de órgãos governamentais, como o Instituto Brasileiro de Geografia e Estatística (IBGE) – que oferece os Recenseamentos Demográficos, as Pesquisas Nacionais por Amostra de Domicílios (PNADs) e outros –, o Ministério do Trabalho – caso da Relação Anual de Informações Sociais (RAIS) –, a Fundação SEADE/Sistema Estadual de Análise de Estatísticas e, finalmente, o Ministério de Educação e Cultura (MEC), por meio do Instituto Nacional de Estudos e Pesquisas Educacionais Anísio Teixeira (INEP), com os Censos da Educação Superior e do Censo Escolar.

O que tem caracterizado essa linha de pesquisa sobre o trabalho feminino é a busca de informações que permitam identificar e interpretar as múltiplas atividades realizadas pelas mulheres. O referencial teórico de gênero, ao qual devem ser acrescentados o envolvimento e o compromisso com a luta feminista, tem orientado as perguntas, as informações coletadas e a maneira de analisar e de apresentar

---

[5] Os dados divulgados neste livro são os da pesquisa da tese de doutorado de 2009.

os dados, determinando a constante comparação de informações sobre homens e mulheres, a fim de constatar diferenças e/ou semelhanças de gênero.

Em recente pesquisa divulgada no Seminário Internacional Gênero e Trabalho (MAGE/FCC), realizado em São Paulo e Rio de Janeiro de 8 a 12 de abril de 2007, Bruschini traça um panorama da situação das mulheres no mercado de trabalho brasileiro desde a última década do século XX até 2005, que é marcada por progressos e atrasos. Cabe ressaltar, para este livro, a conquista de bons empregos e o acesso a carreiras e profissões de prestígio e a cargos de gerência, e mesmo de diretoria, por parte das mulheres escolarizadas.

Nas últimas décadas do século XX, o Brasil passou por importantes transformações demográficas, culturais e sociais que tiveram grande impacto sobre o aumento do trabalho feminino. No primeiro caso, podem ser citadas: a queda da taxa de fecundidade, sobretudo nas cidades e nas regiões mais desenvolvidas do país, até atingir 2,1 filhos por mulher em 2005; a redução no tamanho das famílias, que, em 2005, passaram a ser compostas por apenas 3,2 pessoas, em média, enquanto em 1992 tinham 3,7; o envelhecimento da população, com maior expectativa de vida ao nascer para as mulheres (75,5 anos) em relação aos homens (67,9 anos) e, consequentemente, a sobrepresença feminina na população idosa; e, finalmente, a tendência demográfica mais significativa, que vem ocorrendo desde 1980, que é o crescimento acentuado de arranjos familiares chefiados por mulheres, os quais, em

2005, chegam a 30,6% do total das famílias brasileiras residentes em domicílios particulares.

Além dessas transformações demográficas, mudanças nos padrões culturais e nos valores relativos ao papel social da mulher alteraram a identidade feminina, cada vez mais voltada para o trabalho remunerado. Ao mesmo tempo, a expansão da escolaridade e o ingresso nas universidades viabilizaram o acesso delas a novas oportunidades de trabalho. Todos esses fatores explicam não apenas o crescimento da atividade feminina, mas também as transformações no perfil da sua força de trabalho. As trabalhadoras, que, até o final dos anos 1970, em sua maioria, eram jovens, solteiras e sem filhos, passaram a ser mais velhas, casadas e mães. Em 2005, a mais alta taxa de atividade feminina, 74%, é encontrada entre mulheres de 30 a 39 anos; e 69% das mulheres de 40 a 49 anos e 54% das de 50 a 59 anos também são ativas (ver Tabela 1).

Tabela 1. Taxas de atividade segundo faixas de idade no Brasil

Faixas de idade e sexo	1995	2005
Mulheres	%	%
10 a 14 anos	14,4	8,3
15 a 19 anos	44,1	43,1
20 a 24 anos	60,9	68,8
25 a 29 anos	62,7	72,6
30 a 39 anos	66,4	73,7
40 a 49 anos	63,5	69,1
50 a 59 anos	48,0	53,8
60 anos e mais	20,4	20,3
Total	48,1	52,9

Fonte: FIBGE/PNADs – Microdados.

Apesar de todas essas mudanças, muita coisa continua igual: as mulheres seguem sendo as principais responsáveis pelas atividades domésticas e cuidados com os filhos e demais familiares, o que representa uma sobrecarga para aquelas que também realizam atividades profissionais.

A expansão da escolaridade, à qual as brasileiras vêm tendo cada vez mais acesso, é um dos fatores de maior impacto sobre o ingresso das mulheres no mercado de trabalho. A escolaridade das trabalhadoras é muito superior à dos trabalhadores, diferencial de sexo que se verifica também na população em geral. Em 2005, entre os trabalhadores, 32% delas e 25% deles tinham mais de 11 anos de estudo.

A escolaridade elevada tem impacto considerável sobre o trabalho feminino, pois as taxas de produtividade das mais instruídas são altas. Em 2005, enquanto mais da metade (53%) das brasileiras em geral era ativa, entre aquelas com 15 anos ou mais de escolaridade, a taxa de produtividade atingia 83% (ver Tabela 2).

A escolaridade mais elevada das trabalhadoras reproduz o que ocorre na população em geral. Nessa, pode-se constatar que o predomínio feminino ocorre a partir do ensino médio, ou seja, de 9 a 11 anos de estudo. Em 2005, 26% das mulheres, ante 24% dos homens, estavam nessa faixa.

No ensino profissional, os percentuais femininos de conclusão são bastante elevados, sobretudo no ensino

Tabela 2. Taxas de atividade segundo o sexo e a escolaridade no Brasil

Anos de estudo	1995 %		2005 %	
	Homens	Mulheres	Homens	Mulheres
Sem instrução/- de 1 ano	73,5	40,2	68,6	37,2
1 a 3 anos	65,6	39,0	61,0	37,9
4 a 7 anos	73,9	44,0	66,0	42,1
8 a 10 anos	82,5	52,8	78,9	55,4
11 a 14 anos	88,6	69,0	89,2	73,3
15 anos ou mais	90,6	82,3	89,1	82,8

Fonte: FIBGE/PNADs – Microdados.

técnico, na área de serviços, em várias de suas especialidades, com destaque para saúde e artes. É nesse momento que começam a ser feitas as escolhas profissionais, que se consolidarão no curso superior e, posteriormente, se cristalizam no mercado de trabalho, no qual as mulheres predominam no setor de serviços. No ensino superior, elas ampliaram significativamente sua presença na década analisada, superando os homens, a ponto de, no ano de 2005, a parcela feminina entre os formados ter atingido 62%. Contudo, as escolhas das mulheres continuam a recair preferencialmente sobre áreas do conhecimento tradicionalmente femininas, como educação (81% de mulheres), saúde e bem-estar social (74%), humanidades e artes (65%), que preparam as mulheres para ocupar as chamadas "profissões femininas". Mas também é verdade que elas têm adentrado outras áreas profissionais, como a medicina, a advocacia, a arquitetura e até mesmo a engenharia, tradicional reduto masculino, na qual aumentou de 26% para 30% a presença das estudantes na década considerada.

A primeira observação que deve ser feita em relação a essas carreiras é a consolidação da presença feminina entre esses profissionais, ao longo da década de 1990. Na categoria dos engenheiros, por exemplo, a participação das mulheres, que era de 12% em 1993, atingiu 14% em 2004. Entre os arquitetos, a fatia feminina é bem mais substantiva. Na mesma data, mais da metade da categoria (54%) era composta de mulheres, dado que consolida a tendência de feminização da profissão, uma vez que as mulheres já ocupavam cerca de 52% dos empregos dessa área em 1993. Também entre os médicos a progressão se confirmou: 41,3% da categoria eram compostos de mulheres em 2004, ante 36% em 1993. Em todos os grupos da área jurídica – advogados, procuradores, juízes, promotores e consultores jurídicos – não foi menos significativo o incremento de mulheres. Em todas elas, o sexo feminino passa a representar, em 2004, mais de 40% da categoria profissional. O caso da magistratura também é exemplar, pois as juízas, que ocupavam 22,5% dos postos em 1993, chegam a mais de 34% na última data examinada (ver Tabela 3).

O ingresso das mulheres nessas ocupações teria se dado como resultado da convergência de vários fatores. De um lado, uma intensa transformação cultural, a partir do final dos anos 1960 e, sobretudo, nos 1970, na esteira dos movimentos sociais e políticos dessa década, impul-

Tabela 3. Ensino superior: graduadas do sexo feminino segundo as áreas de conhecimento no Brasil

Área de conhecimento	1994 (%)	2005 (%)
Brasil	61,1	62,2
Educação	92,2	81,1
Humanidades e artes	78,4	64,9
Ciências sociais, negócios e direito	54,8	54,4
Ciências, matemática e computação	58,5	39,1
Engenharia, produção e construção	26,1	29,5
Agricultura e veterinária	31,7	40,7
Saúde e bem-estar social	69,0	73,5
Serviços	77,4	67,1

Fonte: MEC/INEP – Censos do ensino superior (tabulações especiais).

sionou as mulheres para as universidades, em busca de um projeto de vida profissional, e não apenas doméstico. A expansão das universidades públicas e, principalmente, privadas, na mesma época, foi ao encontro desse anseio feminino. De outro lado, a racionalização e as transformações pelas quais passaram essas profissões abriram novas possibilidades para as mulheres que se formaram nessas carreiras, ampliando o leque profissional feminino para além das profissões tradicionais.

Tanto a medicina como a arquitetura e a advocacia vêm passando por processos de especialização e assalariamento, em detrimento da antiga autonomia profissional.

As representações sociais, construídas tanto pela sociedade como pelas próprias categorias, também estão se modificando, particularmente no que diz respeito ao seu perfil liberal, o que repercute no nível de prestígio e *status* atribuído a esses profissionais (ver Tabela 4).

Tabela 4. Participação feminina em ocupações de prestígio no Brasil

Ocupações	1993	2004
Total	%	%
Médicos	36,3	41,3
Advogados	35,1	45,9
Procuradores e advogados públicos	40,6	43,3
Magistrados	22,5	34,4
Engenheiros	11,6	14,0
Arquitetos	51,5	54,1
Membros do Ministério Público	–	40,9

Fonte: MTE-RAIS: 1993 e 2004.

A análise de algumas características do perfil desses profissionais segundo o sexo para o ano de 2004 demonstra, inicialmente, que elas são mais jovens do que os homens em todas as profissões consideradas – 63% das engenheiras, 47% das arquitetas, 44% das médicas, 68% das advogadas e mais da metade das procuradoras e das juízas têm menos de 39 anos. Outra diferença em relação ao padrão masculino, que ocorre apenas entre os engenheiros, é a maior importância do emprego no setor público para as engenheiras (17,4% delas e apenas 10,5% deles); nas demais profissões em análise, o serviço público mostra-se igualmente importante na colocação de homens e mulheres. Em relação à jornada de trabalho, os profissionais (homens e mulheres) em análise trabalham aproximadamente o mesmo número de horas, exceto no caso dos engenheiros: nesse caso, eles têm jornada de trabalho mais longa do que elas, mas nos demais são elas que os superam em termos de carga horária. Finalmente, em todas as carreiras, persiste o diferencial de rendimentos entre um e outro sexo, exceção feita aos juízes e procuradores, cujos rendimentos são bastante semelhantes entre os sexos. Para dar um exemplo, ganham mais de 20 salários mínimos mensais: 32% dos engenheiros e 17% das engenheiras; 19% dos arquitetos e 15% das arquitetas; 8,4% dos médicos e 7% das médicas; 29% dos advogados e 24% das advogadas. Esse mesmo padrão persiste desde a década de 1990, conforme se demonstrou em estudos anteriores.

Conclui-se, então, que nos últimos 10 a 15 anos (1992-2005) as executivas brasileiras obtiveram progresso no mercado de trabalho, embora tenham existido, ao mesmo tempo, inúmeras condições desfavoráveis. As condições de desigualdade dessas mulheres perante os homens se revelam nos rendimentos inferiores aos dos colegas do mesmo nível, na persistência da responsabilidade delas como mães, pelos afazeres domésticos e pelos cuidados com as crianças e demais familiares, como se constatou por meio do elevado número semanal de horas de trabalho que elas dedicam a essas atividades. A manutenção de um perfil de força de trabalho feminina vem sendo forjada desde os anos 1980 do século XX: mulheres mais velhas, casadas e mães trabalham, mesmo quando os filhos são pequenos, apesar das dificuldades para conciliar responsabilidades domésticas, familiares e profissionais. As taxas de atividade das mães aumentaram na década analisada, mesmo quando os filhos são muito pequenos, mas são mais elevadas quando eles chegam aos 7 anos e elas passam a ser ajudadas pela escola.

É na região Sul e na Sudeste que se verifica a maior taxa de atividade feminina e o recorde nacional de participação feminina entre os empregados, 38%.

Os estudos consultados de Bruschini sobre o trabalho feminino permitem-nos levantar hipóteses em relação à presença das mulheres em postos de direção. A primeira delas é que as executivas estão em empresas de grande, médio ou pequeno porte. Outra suposição, com base nesses estudos sobre a presença feminina em ocupações de prestígio, é que as executivas seriam mais jovens do que os colegas em cargo similar e estariam no emprego há menos tempo do que eles. Essa tendência foi constatada entre arquitetas, médicas, advogadas e engenheiras analisadas a partir da mesma base de dados divulgados por Bruschini e Lombardi, bem como em pesquisas não acadêmicas, como as do Grupo Catho, empresa de colocação no mercado de trabalho. Uma pesquisa desse grupo mostrou que as mulheres aumentaram sua participação entre os executivos de nível elevado, nos últimos 11 anos, mas ainda eram maioria nos cargos mais baixos (ver Tabela 5).

Tabela 5. Empregos para diretores-gerais, segundo o sexo e a remuneração média mensal no Brasil, 2004

Faixas de rendimento	Homens	Mulheres	Total
	%	%	%
Até 3 SM*	27,5	39,8	31,3
De 3 a 7 SM	15,2	26,0	18,5
De 7 a 15 SM	12,9	17,9	14,4
Mais de 15 SM	41,1	15,7	33,4

(*) O salário mínimo (SM) no ano de 2004 era de R$ 260,00.

Fonte: MTE-RAIS, 2004.

A pesquisa feita pelo Grupo Catho em 2008 com 94.923 empresas e 360.501 executivos, com destaque para a participação das mulheres nos cargos de chefia e liderança nas empresas, mostrou que 40% dos cargos de chefia e 20% dos cargos de CEO ou similar são ocupados por mulheres.

Esse último levantamento realizado no Cadastro Catho apontou para um resultado semelhante ao de Bruschini (2007): uma participação histórica de mulheres nos níveis hierárquicos mais elevados. É o percentual mais alto registrado nos últimos 11 anos em todos os setores (ver Tabela 6).

Nos cargos de presidência ou CEO, diretoria, gerência e supervisão, as mulheres mantêm uma tendência de crescimento gradativo. Porém, observa-se um crescimento maior da participação feminina nos cargos de chefia, encarregado e coordenadoria, principalmente em empresas de grande e médio porte.

Tabela 6. Evolução das mulheres por nível hierárquico nos últimos 11 anos

Cargo	1996/97	1998/99	2000/01	2002/03	2004/05	2006/07	2007/08
	%	%	%	%	%	%	%
Presidente ou CEO	10,39	12,04	13,88	15,24	16,75	20,17	20,56
Presidente	10,82	12,92	12,55	13,05	15,11	16,13	16,04
Diretor	11,60	16,01	19,73	20,14	21,91	25,03	25,86
Gerente	15,61	17,32	20,43	23,37	25,64	30,12	32,03
Supervisor	20,85	22,95	24,75	30,81	37,11	42,84	44,68
Chefe	24,76	24,52	29,50	30,27	34,84	39,30	40,54
Encarregado	36,78	36,42	41,66	44,38	48,32	52,32	53,49
Coordenador	36,95	34,60	40,65	42,44	47,46	51,51	53,89

Fonte: Grupo Catho, 2008.

A procura por cargos na área de recursos humanos pelas mulheres, que já era alta, cresceu ainda mais em 2008, chegando a aproximadamente 70%. As áreas administrativa, de relações públicas e jurídica também tiveram aumento significativo (ver Tabela 7).

A mesma pesquisa mostrou que as mulheres atingiram cargos mais elevados a partir da segunda metade da década de 1990, com idades inferiores às dos colegas do mesmo nível (ver Tabela 8).

No entanto, ainda que essas mulheres ocupem novos e promissores espaços de trabalho, nos quais sua inserção tem características bastante similares às dos homens, elas permanecem submetidas a uma desigualdade de gênero presente em todos os escalões do mercado de trabalho: ganham menos do que seus colegas de profissão.

Tabela 7. Aumentos percentuais na área de atuação entre 2007 e 2008

Área de atuação	2007 (%)	2008 (%)
Administrativa	46,49	49,18
Comercial	31,50	32,96
Tecnologia	15,46	16,06
Relações públicas	57,99	60,53
Suprimentos/compras	24,06	25,97
Jurídica	41,91	44,15
Industrial/engenharia	15,37	16,46
Recursos humanos	67,72	69,78

Fonte: Grupo Catho, 2008.

Tabela 8. Idade mediana para executivos atingirem cargo de nível elevado

Cargo	Homens (%)	Mulheres (%)
Presidente	44,2	37,1
Diretor	41,7	36,9
Gerente	38,4	33,7

Fonte: Grupo Catho, 2008.

Pesquisas têm demonstrado que mulheres executivas e empreendedoras buscam e alcançam autorrealização por meio do trabalho, vivenciando suas experiências ligadas ao espaço profissional, familiar e pessoal de forma positiva, sendo um indicativo de bem-estar subjetivo e flexibilidade.

Conclui-se, pelos dados da literatura, que a mulher contemporânea busca hoje um espaço novo de atuação, não só na família como na sociedade. É um ser em construção buscando novos papéis, e essa visão a impulsiona cada vez mais. Apesar de se sentir discriminada em algumas situações, ou sujeita a um olhar preconceituoso, ela cresce em busca do novo.

Na pesquisa que baseia este livro, alguns discursos das mulheres mostram uma inserção qualificada no mercado, outros trazem uma queixa de desrespeito e um momento social e histórico ainda com muita competição entre homens e mulheres, e outros denotam uma possibilidade de um processo em construção.

Seguem frases dessas mulheres em resposta à questão aberta **"O desenvolvimento profissional das mulheres possibilitou relações mais igualitárias nas instâncias profissionais?"**:

a. Igualdade:

"*Gradualmente, as mulheres ocupam todas as posições antes exercidas pelos homens, seja dirigindo uma missão a Marte, ou assumindo a liderança em grandes empresas.*" (S 33, 34 anos)

"*Oportunidade de carreiras antes exclusivas de homens.*" (S 35, 39 anos)

"*A mulher se preparou muito mais para vencer o preconceito e por isso começou a ser respeitada por sua competência.*" (S 38, 40 anos)

"A independência financeira possibilitou a igualdade e liberdade das mulheres nas suas instâncias profissionais." (S 40, 38 anos)

"Acesso a posições com salários mais altos." (S 7, 43 anos)

"Ter acesso a posições anteriormente exercidas exclusivamente por homens." (S 5, 35 anos)

"As mulheres conquistaram cargos de maior importância e são mais respeitadas." (S 13, 40 anos)

"Hoje, na empresa que trabalho, não vejo distinção entre mulheres e homens. Talvez tenha acontecido em alguns casos, mas no meu caso, por exemplo, fui promovida a gerente de pessoas, em uma posição importante, quando estava grávida de seis meses." (S 23, 40 anos)

"Cada vez mais vemos mulheres ocupando todas as funções dentro das organizações. Não observei em nenhuma empresa onde trabalhei discriminação, por exemplo, à participação de mulheres em reuniões, suas opiniões etc. Existem dados de pesquisas mostrando que as mulheres ocupando mesmos cargos que homens ganham menos que eles. Confesso que não observei isso nas grandes empresas por onde andei pelo fato de serem multinacionais de grande porte. Acredito que essa relação seja verdadeira em outros mercados/corporações." (S 3, 33 anos)

b. Desigualdade:

"As mulheres ainda ganham menos que os homens e sofrem discriminação. As mulheres normalmente ficam em

condições de maior exposição, ou seja, suas falhas ou reações são sempre amplificadas. Ainda, a sociedade enxerga na mulher a responsabilidade sobre a casa e os filhos, obrigando-a a lidar com a dupla jornada de trabalho quando não existem condições de contratar recursos que a suportem com as tarefas domésticas." (S 36, 34 anos)

"*Nem sempre. Ainda somos vistas como mulheres segundo a visão da sociedade analisada em perguntas anteriores – ganhando menos, trabalhando proporcionalmente mais.*" (S 37, 40 anos)

"*Mas a mulher ainda tem que dar mais duro para ser reconhecida pelo homem, no ambiente de trabalho. Ela tem que se qualificar e trabalhar mais.*" (S 4, 43 anos)

"*Sim, porém acredito que ainda estamos muito longe do ideal. As mulheres continuaram com as tarefas domésticas e de responsabilidade com os filhos e ainda têm carga profissional.*" (S 9, 33 anos)

"*O foco na profissão e a ascensão profissional são muito diferentes na mulher. A mulher acaba tendo que optar entre maternidade e profissão num dado momento de sua carreira. Isso não significa que ela não possa retomá-la, mas é diferente do homem. A paternidade não implica escolhas quanto à profissão, a maternidade sim.*" (S 20, 34 anos)

"*As mulheres ainda não têm o mesmo reconhecimento do trabalho em relação ao homem, sempre temos que provar que somos competentes, diferentemente dos homens, costumo dizer que 'homens têm que matar um leão por dia' e mulheres, 'muitos leões'.*" (S 1, 36 anos)

"Com o passar dos anos, a mulher vem ganhando espaço, como possibilidades iguais de ocupar um cargo e de receber investimentos das empresas. No entanto, ainda estamos distantes de viver igualdade." (S 31, 30 anos)

c. Igualdade com desigualdade – situações contraditórias em construção:

"Apesar de ainda vivermos em um mundo machista, as mulheres hoje assumem postos em que não participavam anteriormente. Hoje é possível deparar-se com homens que assumem as atividades que antes eram destinadas às mulheres, além de a mulher ter que pagar pensão alimentícia para homens separados, por exemplo." (S 30, 34 anos)

"A relação homem x mulher, no campo profissional, ainda não é 100% igualitária, mas tem melhorado muito ao longo dos anos. Muitas mulheres têm assumido cargos de liderança atualmente." (S 32, 30 anos)

"Esse desenvolvimento possibilitou relações mais igualitárias principalmente em empresas de grande porte, mas a mulher ainda está longe de ter condições iguais às dos homens." (S 17, 38 anos)

"Sim, hoje temos mais oportunidades, fruto de um imenso esforço que fazemos. Mas há ainda um imenso caminho a ser percorrido." (S 24, 32 anos)

"Sim, mas ainda não completamente. Digo isso porque para que a mulher possa ter uma relação igualitária dentro do ambiente de trabalho, ela tem que estimular características masculinas e controlar (algumas vezes até inibir)

suas características naturalmente femininas. O homem não. Mais recentemente estamos vendo algumas tendências cobrando algumas características mais femininas dos homens, mas isso ainda não é realidade na maioria das empresas. Dessa forma, o esforço do homem para integrar todas as suas facetas é menor do que o esforço da mulher.

Também ainda vejo dificuldades na gravidez e maternidade. O homem não sofre impacto na sua carreira quando se torna pai, a mulher sim quando se torna mãe.

Em linhas gerais, ainda vejo o custo da conquista da suposta relação igualitária nas instâncias profissionais como mais alto para a mulher do que para o homem. Eu consideraria as relações totalmente igualitárias se cada um pudesse aportar o que tem e fosse valorizado e respeitado por isso. Gostaria de ver mais mulheres/mulheres no ambiente de trabalho e menos mulheres/homens." (S 3, 33 anos)

A escolha do momento de ser mãe

"... o drama não se desenrola num plano sexual; a sexualidade, de resto, nunca se nos apresentou como definindo um destino, como fornecendo em si a chave das condutas humanas, mas sim como exprimindo a totalidade de uma situação que contribui para definir."

Beauvoir (1949)

A escolha do momento de ser mãe também é uma questão crucial das relações de gênero. O tempo da maternidade costuma ser decidido pela mulher. A fase reprodutiva não pode ser considerada uma característica biomédica, ou um paradigma científico, em que a problemática se resumiria ao seguinte: as tecnologias reprodutivas ajudam, em certa medida, as mulheres a se libertarem de determinados limites cronológicos ou, ao contrário, contribuem para confiná-las a um destino maternal?

Quando tratamos da temporalidade da maternidade, da distância entre o desejo e a decisão, temos de levar em conta que nem sempre a idade para conceber coincide com as potencialidades fisiológicas, apresentando diferenças consideráveis entre homens e mulheres.

Muitos estudos têm sido desenvolvidos no tempo para entender, inclusive, a fertilidade masculina. O leque de idades da paternidade é mais diversificado do que o da maternidade. Esse fato poderia ser atribuído à duração da fertilidade masculina, mais extensa do que a feminina. Tal aspecto deve certamente ser levado em conta, mas não basta para explicar as desigualdades observadas, que são também de ordem social, fenômeno difícil de mensurar. Da mesma maneira, a idade em que vai se dar a primeira maternidade depende bastante do contexto social e político.

A inter-relação entre a idade da primeira gestação e o desenvolvimento posterior da vida profissional é explicável em função das expectativas correspondentes a cada faixa etária. O início da vida adulta das mulheres concentra as pressões sociais para pôr uma criança no mundo e simultaneamente investir em uma carreira. A chegada precoce de uma criança e as restrições específicas que a acompanham, no caso das mulheres, em um contexto em que o trabalho doméstico não é compartilhado de maneira equivalente entre os dois sexos, acabam limitando o futuro profissional das mulheres.

As duas variáveis tradicionalmente levadas em consideração para avaliar a vida pessoal e familiar das mulheres em função de sua atividade profissional são a entrada na vida conjugal e o nascimento do primeiro filho.

Nas duas, a maternidade aparece como a etapa mais decisiva, e, mais do que o fato de ser mãe, é a idade da mãe no nascimento do primeiro filho que parece ter uma importância fundamental.

A diferença encontrada no calendário de reprodução feminino em relação ao masculino:

1. ocorre paralelamente às desigualdades profissionais;
2. é um dos fatores que mais pesa na carreira das mulheres.

Diante desse impasse, a estratégia temporal – aparentemente a menos penosa em relação à tentativa de contornar o problema – consiste em:

1. adiar a maternidade, apoiada pela oferta da tecnologia reprodutiva;
2. ter filhos e entregá-los a outros para que cuidem deles.

Outras opções pesam na evolução da carreira:

1. a diminuição do tempo de trabalho, especialmente pelo emprego de meio período;
2. o recuo da entrada na vida profissional ativa após o período dedicado às crianças.

No entanto, a estratégia temporal é frequentemente a mais empregada.

O triunfo da medicina moderna, com suas várias descobertas no campo da endocrinologia, possibilitou à mulher uma realização maior do feminino, pela busca do prazer sexual e do controle do tempo da maternidade, que agora pode ser tardia.

O recurso da maternidade dita tardia é limitado a uma categoria homogênea de mulheres. Elas têm, entre outras características comuns:

1. nível socioprofissional alto;
2. escolaridade superior;
3. moradia em zonas urbanas.

O adiamento da maternidade tem sido cada vez mais utilizado por mulheres desde a década de 1980, como testemunha o aumento do número de gestações após os 40 anos.

Esse adiamento é decorrente de alguns fatores que impactaram sobremaneira a vida das mulheres nas últimas décadas, tais como:

1. as transformações no papel tradicional de mulher/esposa/mãe na família nuclear;
2. o anseio da realização intelectual e profissional;
3. o adiamento do casamento tradicional, as dissoluções e recasamentos, o que faz com que a família nuclear clássica torne-se expandida.

Quando e se essa maternidade ocorre, um dos recursos mais utilizados atualmente é a reprodução assistida, na tentativa de flexibilizar a rigidez dos limiares sociais e biológicos, de evitar o torniquete do calendário de procriação. As mulheres, tendo adiado a gestação, serão mais frequentemente confrontadas com as dificuldades de conceber e procurarão as tecnologias disponíveis.

A esperança de ultrapassar certos limites biológicos – especialmente ampliar o espectro de idades para viver a maternidade – foi confirmada pelas experiências dos últimos 20 anos. O tempo da maternidade pode ser estendido, e as novas técnicas reprodutivas ultrapassaram os limites naturais. Não apenas a fertilidade do casal pode ser aumentada por meios apropriados, diminuindo, em parte, o efeito da idade, como o limiar natural da procriação pode ser superado pelo recurso à fecundação *in vitro* (FIV)[6] ou à injeção intracitoplasmática (ICSI)[7], com óvulos doados por mulheres mais jovens.

Visto que a manutenção da capacidade de nidação[8] do endométrio[9] se mantém com a idade, a implantação, em mulheres mais velhas, de embriões obtidos a partir da doação de óvulos é um sucesso. As taxas de êxito observadas são maiores do que no caso de estimulação ovariana[10], e a implantação de embriões em mulheres que já entraram na menopausa mostra-se possível.

Os benefícios da reprodução assistida para uma maternidade tardia continuam crescendo. Algumas mulheres apropriaram-se dessa possibilidade, mas as condições

---

6 Fecundação *in vitro* (FIV) é o encontro do espermatozoide com o óvulo (fecundação) que ocorre fora do ambiente do corpo humano.

7 Injeção intracitosplasmática (ICSI) é a injeção de um espermatozoide no óvulo por meio de uma micropipeta.

8 Nidação é o processo de implantação do embrião no endométrio.

9 Endométrio é um tecido que recobre a parede interna do útero e se renova a cada menstruação por meio do sangramento.

10 Estimulação ovariana é a estimulação dos ovários por meio de hormônios para uma produção de óvulos.

do acesso a essas técnicas seguem nas mãos dos médicos, submetidos a critérios definidos pela profissão ou pelas condições socioeconômicas e limites de sistema público de saúde. As barreiras relativas à idade foram flexibilizadas. Essa possibilidade tecnológica tem permitido uma maternidade tardia, coadunada com o desenvolvimento de uma profissão.

Na pesquisa que inspirou este livro, havia a pergunta: "**Supondo que você tentasse ter um filho e não conseguisse naturalmente, você se submeteria à reprodução assistida?**". Essa pergunta trouxe uma constatação positiva nos resultados:

a. Desejo de filho é alavanca para decisão por reprodução assistida:

"*Sim, para ter a realização de um filho biológico.*" (S 2, 43 anos)

"*Sim, porque o meu maior desejo é ter um filho, acho que toda mulher deveria ter essa experiência, mesmo que necessite de uma ajuda médica.*" (S 32, 30 anos)

"*Sim, porque se a medicina me permite, eu não abriria mão dessa realização. Caso não fosse possível ainda assim, adotaria.*" (S 26, 30 anos)

"*Sim, iria até o fim para realizar minha decisão. Também cogitaria, com muita alegria, a hipótese de adoção.*" (S 24, 32 anos)

"*Sim, porque a medicina nos deu isso de presente. Devemos utilizar esse avanço da medicina para satisfazer uma vontade.*" (S 39, 34 anos)

"*Sim, porque não vejo motivo para não utilizar tecnologia para engravidar.*" (S 41, 36 anos).

"*Sim, porque ter um filho é fundamental para qualquer ser humano.*" (S 38, 40 anos)

"*Sim, eu me submeti à reprodução assistida, pois meu marido tem baixa quantidade de espermatozoides para uma fertilização natural.*" (S 5, 35 anos)

"*Sim, já tenho um filho, mas, caso não conseguisse, tentaria qualquer coisa para ter um, porque não nasci só para ser profissional, nasci para ser mãe, para crescer como pessoa, e vejo que só com os filhos é possível espelhar-se para aprender e crescer.*" (S 9, 33 anos)

"*Sim, porque eu sempre quis ter filhos e tentaria todas as maneiras possíveis para realizar esse sonho.*" (S 18, 35 anos)

"*Sim, porque meu desejo por ter um filho é maior do que a escolha do método que me proporcionará tê-lo.*" (S 20, 34 anos)

O que considerar da sociobiologia e da psicologia evolutiva neste assunto?

"No momento em que as mulheres começam a tomar parte na elaboração do mundo, esse mundo é ainda um mundo que pertence aos homens."

Beauvoir (1949)

Criada pelo biólogo Edward O. Wilson, a sociobiologia nasceu nos Estados Unidos, entre o fim da década de 1960 e o início dos anos 1970, com uma proposta de síntese entre dois objetos que são estudados separadamente: as sociedades humanas e as sociedades de outros animais. Os sociobiólogos começaram a considerar que as sociedades humanas apresentam muitos aspectos em comum com os agrupamentos estudados pelos zoólogos, também denominados sociedades, como as colmeias e os formigueiros. A publicação do seu livro *Sociobiology: the new synthesis* causou grande impacto no mundo acadêmico. A obra, interpretada à época tendenciosamente por vários autores e universidades americanas, acabou gerando forte oposição e foi acusada de defender o darwinismo social. Por vários motivos, os antropólogos, cientistas sociais voltados para o estudo das diferenças culturais, discordaram completamente da explicação sociobiológica.

A expressão reúne um conjunto de ideias ao redor da possibilidade de aplicação da teoria da evolução, de Darwin, ao mundo sociocultural, em particular aos problemas da competição como seleção dos mais aptos, resultando numa controvérsia filosófica, e ética, sobre uma possível desumanização do homem caso adotasse uma visão evolutiva da sociedade. Baseada apenas na seleção do mais apto, como mais "forte", via competências práticas relativas ao trabalho, à sobrevivência e à superação.

Herbert Spencer é tido, e fortemente combatido, como o organizador de tais ideias. A teoria foi usada para justificar a onda de pobreza que se seguiu à Revolução Industrial e ao imperialismo capitalista do século XIX, alegando que os "mais pobres" eram os "menos aptos e menos adaptados" e, portanto, um fruto da própria, e "natural", evolução social. Coube à Piotr Kropotkin, na sua obra *Ajuda mútua: um fator de evolução*, usar o próprio darwinismo para combater a aplicação social da teoria (nascida biomorfológica). Piotr defende que a solidariedade entre indivíduos de um mesmo grupo ou espécie é tão importante para a sobrevivência quanto a competição entre grupos e espécies.

A moderna sociobiologia busca ponderar de forma fundamentada sobre a controvérsia original. A capacidade de cooperar, e não só de competir, é sem dúvida um fator adaptativo-evolutivo de uma espécie.

O psicólogo americano Stephen Pinker, em seu livro *Tábula rasa*, refere-se a Wilson defendendo-o das acusações e explicando sua proposta. Analisa princípios sobre evolução da comunicação, altruísmo, agressão, sexo e criação de prole e os aplica aos principais grupos dos animais sociais como insetos, peixes e aves. Trata o homem da mesma forma, considerando nossa espécie como mais um ramo do reino animal. Faz um exame da literatura sobre as várias sociedades, uma discussão sobre a linguagem e os seus efeitos sobre a cultura, e traz a hipótese de que alguns valores universais (incluindo o senso moral) podem provir de uma natureza humana moldada pela seleção natural. Acredita que Wilson manifestou a esperança de que sua ideia pudesse ligar a biologia às ciências sociais e à filosofia.

A partir da década de 1990, dois acadêmicos de Harvard, John Tooby e Leda Cosmides, retomaram muitos pontos defendidos pela sociobiologia e criaram a psicologia evolutiva, em uma tentativa de fundir o melhor do nativismo (funcionalismo), em que há a ideia de que a mente não pode aprender a não ser que tenha rudimentos de conhecimento inato, com o melhor da sociobiologia, em que a forma de compreender uma parte da mente é entender o que a seleção natural planejou que ela fizesse.

De acordo com a definição proposta por Tooby e Cosmides em seu estudo *Evolutionary psychology: theoretical foundations*, "a psicologia evolutiva constitui-se na psicologia que leva em consideração os conhecimentos adicionais que a biologia da evolução tem a oferecer, na expectativa de que a compreensão do processo que moldou a mente humana impulsionará a descoberta de sua arquitetura".

Baseada na teoria da evolução, a psicologia evolutiva encara a mente como um conjunto de "máquinas de processamento de informações", projetadas pela seleção natural para resolver problemas de adaptação enfrentados por nossos ancestrais caçadores/coletores.

O ser humano é visto como uma espécie que transcendeu seus instintos, substituindo-os em grande parte pela racionalidade. Todavia, se observarmos tudo que automaticamente fazemos com nosso cérebro, como olhar, falar, gostar de alguém, ter medo de doenças, apaixonar-se, atacar, e uma gama de outras coisas, percebemos que essas ações só são possíveis porque há um vasto sistema computacional ajudando e regulando essas atividades. Esse sistema trabalha tão bem que nem percebemos que existe.

A psicologia evolutiva afirma também que toda a mente humana tem uma estrutura de circuitos especializados, propiciando estruturas universais de sentido, que nos permitem entender as ações e as intenções dos outros. Steven Mithen, em seu livro *A pré-história da mente*, comenta que Cosmides e Tooby carregam a bandeira da psicologia evolutiva por que argumentam que podemos compreender a natureza da mente moderna apenas se a considerarmos como um produto da evolução humana, tratando a mente como qualquer órgão do corpo, isto é, um mecanismo evoluído, construído e ajustado em resposta às pressões seletivas enfrentadas por nossa espécie durante a evolução. Cita, ainda, uma palestra de Cosmides, em que ele compara a mente com um canivete suíço, com um grande número de lâminas altamente especializadas.

Portanto, a psicologia evolutiva é a ciência que busca explicar, graças aos mecanismos universais de comportamento, o porquê das ações dos seres humanos. Sua crença central é a de que todos os seres humanos possuem áreas inatas em seus cérebros, com conhecimentos específicos que os auxiliam a adaptarem-se aos ambientes locais. Procura reconstruir os problemas com os quais nossos ancestrais se defrontaram em seus ambientes primitivos e os comportamentos de solução de problemas que criaram para resolver esses desafios específicos.

É a partir desse estudo que os psicólogos evolutivos constroem as probabilidades de comportamento em nossa cultura atual, mostrando o porquê daquilo que fazemos, baseados na biologia.

A partir da reconstrução dessas adaptações de solução de problemas, essa ciência tenta estabelecer as origens comuns de nossos comportamentos ancestrais e como elas se manifestam atualmente em culturas nas mais remotas regiões de nosso planeta. Dentre essas manifestações, a que nos interessa especificamente neste livro é o comportamento que visa à transmissão dos genes de uma geração a outra.

Se olharmos as respostas da grande maioria das mulheres pesquisadas, em relação ao desejo de ter filhos, podemos perceber que há uma credibilidade a ser dada para a psicologia evolutiva no comportamento que visa à transmissão dos genes entre gerações, uma vez que a fala da maioria delas aponta para isso.

É preciso levar em conta a necessidade das mulheres de encontrar o companheiro correto para ter esse filho. Segundo as mulheres pesquisadas, mas que podem ser a voz de outras mulheres, elas só querem ser mães quando encontrarem um homem que acredite no valor de ser pai, companheiro e responsável na mesma medida pelos filhos. Elas apontam para a necessidade de mudanças no comportamento desse homem, principalmente no que tange à divisão de responsabilidades com a casa e filhos.

O que se observa é uma mudança real no comportamento dos homens, que demonstram querer, cada vez mais, ser pais presentes e parceiros das mulheres, haja vista todos os avanços da guarda compartilhada[11], em que fica evidente o interesse do pai em participar ativamente da vida e da educação dos filhos, mesmo que a relação homem/mulher não vingue.

Os sentidos das frases que descrevem essa visão de homem e que são resultantes da questão aberta contida na pesquisa "**Alguma mudança ou fato significativo contribuiu para que você tivesse essa visão de homem?**" e da ques-

[11] Ler referência à Lei da Guarda Compartilhada feita na p. 10.

tão aberta "**Você identifica alguma função exclusivamente masculina?**" são os que se seguem.

Eles traduzem um movimento de busca de novos caminhos para a relação homem/mulher, em que o homem deixa de ser visto como provedor e mentor para se tornar parceiro. Trazem também o fato de que um importante contingente de mulheres tornou-se, em muitos casos, a provedora do casal, o que possibilitou ao homem estar mais envolvido com os cuidados domésticos e os filhos:

a. Nova visão do homem – de provedor a parceiro:

"Só acho que os homens estão reagindo a uma posição dada à mulher na sociedade, posição essa de liberdade, responsabilidade e independência. Nem o homem nem a mulher sabem ainda como posicionar-se nessa nova realidade." (S 30, 34 anos)

"Maturidade. Na medida em que fui construindo meu caminho profissional, que me ajudou a construir minha identidade e minha independência, minha visão masculina foi se alterando, porque o papel de homem na minha vida também mudou: de mentor para parceiro profissional, de mantenedor familiar para parceiro familiar, de decisor para consultor." (S 4, 43 anos)

"Fui criada com uma educação muito machista, em relação ao papel da mulher e do homem, tanto na vida profissional quanto nas obrigações familiares. Entretanto, apesar dessa criação, minha opinião e visão em relação às tarefas/obrigações do homem e da mulher mudou muito desde que me casei (2 anos) e tive que encarar todos os

desafios da vida moderna ao lado do meu marido. Definitivamente, apesar de toda influência da minha criação, minha visão e meus anseios não são os mesmos aos que fui apresentada por meus pais. Acredito na divisão igualitária das obrigações e responsabilidades do homem e da mulher." (S 21, 30 anos)

"Porque tanto na relação com a sociedade, como afetiva, ou nos papéis de pais e profissionais, não é a relação de gênero que influencia." (S 33, 33 anos)

"Porque na minha visão, o homem e a mulher têm condições e obrigações equiparadas. Na minha família meus pais já nos criaram dessa maneira. As responsabilidades são compartilhadas, todas elas." (S 23, 40 anos)

"A responsabilidade é compartilhada, o que faz com que as funções possam ser desempenhadas tanto por homens como por mulheres." (S 27, 32 anos)

b. Nova visão de conjugalidade entre homem e mulher – compartilhamento de tarefas:

"Porque retirando as barreiras culturais da definição de papéis, tudo pode ser feito por todos." (S 16, 42 anos)

"Porque hoje homem e mulher trabalham fora, e, além de compartilhar responsabilidades financeiras, precisam compartilhar os cuidados com a casa e com os filhos." (S 18, 35 anos)

"Hoje, em casais modernos, percebo divisão total de tarefas com interdependência mútua até pelo papel financeiro que a mulher passou a ter." (S 35, 39 anos)

"Baseada na relação de parceria que estabelecemos, meu marido e eu, na gestão da família, do nosso filho, da casa e das finanças, entendo que tudo pode e deve ser compartilhado." (S 34, 36 anos)

"Conheço casais onde a mulher é o suporte financeiro e o marido cuida dos filhos, bem como outros em que o marido também se responsabiliza pelos filhos quando a mulher precisa trabalhar até mais tarde ou no fim de semana." (S 10, 44 anos)

"Essa minha opinião é baseada nas famílias (amigos e colegas de trabalho) com as quais tenho contato. Hoje os homens participam efetivamente da educação e dos cuidados com os filhos, enquanto as mulheres conquistam o seu espaço no mercado de trabalho." (S 15, 31 anos)

"Casei há dois anos e estou convivendo com um homem em casa, comparando a relação que tenho com ele e a relação que tinham meus pais. O homem hoje se preocupa com a casa, filhos, família, e não se importa de dividir tarefas com a mulher." (S 26, 30 anos)

"Meu crescimento profissional fez com que desejasse e valorizasse um homem mais participativo nos cuidados com os filhos e a casa, e menos focado somente no lado profissional." (S 42, 37 anos)

"Dentro do meu convívio familiar, não há funções exclusivamente masculinas, incluindo educação de filhos, supermercado e demais tarefas domésticas." (S 17, 38 anos)

"Ter tido oportunidade de me desenvolver profissionalmente fez com que eu tivesse que compartilhar com meu marido, de igual para igual, todos os compromissos de nossa vida em comum." (S 5, 35 anos)

Entrar em contato com essas ideias é importante para compreender essa nova sociedade que se delineia de forma a valorizar mais a mulher e fazer com que o homem a veja de forma diferente, com muito mais respeito e valor.

Na visão de Elizabeth Badinter, filósofa francesa e autora de mais de 10 livros sobre o assunto, a desvalorização ocorre por conta de um claustro criado pela sociedade dos homens, onde ela é confinada à maternidade para não poder se desenvolver como ser humano livre e independente, incluindo aí as impossibilidades de uma profissionalização crescente e realizadora. A mulher, presa às leis instituídas pela sociedade dos homens, vê-se condicionada a uma vida de sacrifícios para criar e educar os filhos e desiste de sua realização profissional!

Badinter fala da necessidade de a mulher compreender mais seu valor e se autoconhecer em seus desejos mais básicos, inclusive o de ser ou não mãe. A ideia do amor materno, como um sentimento que deve ser livre de imperfeições e ambiguidades, escraviza a mulher.

Precisa-se compreender, então, se o desejo inato relatado pela psicologia evolutiva e a sociobiologia como urgência biológica e necessidade de transmissão de genes é, na realidade, uma questão de escolha.

Vem, então, a questão: é a mulher que sente o apelo fisiológico para ser mãe, ou é a sociedade regulada pelos homens que inventou essa crença? Fica difícil para a mulher fugir da ideia de que o amor materno é instintivo e começar a considerá-lo como uma ideia construída. Existirá um pensamento claro e seguro em que se possa afirmar o que é estritamente social ou particular, inato? Na verdade, não estamos carregados de condicionamentos da sociedade?

Algumas falas de Badinter me aproximaram muito das verdades que vi nestes anos em minha clínica psicológica. Conheci muitas mulheres que achavam que queriam ser mães, mas que, após algum trabalho de autoconhecimento, chegaram à conclusão de que não queriam. Estavam sendo influenciadas pela sociedade na sua crença. Mas também conheci mulheres que realmente queriam ser mães e mudaram suas vidas para consegui-lo e foram muito felizes ao terem seus filhos.

Ser mãe não é tarefa fácil, e disso Badinter fala bastante. Mas também sabemos que o grande aprendizado humano que os filhos trazem para os pais é imenso e, na maioria dos casos, muito feliz e compensador. Então, há regras realmente? Sabemos tudo e podemos afirmar que isso ou aquilo está certo ou errado? Não exatamente. Temos que olhar a vida e nos curvar a ela de várias formas. Cada história humana traz uma complexidade imensa, e nivelar as experiências de cada ser, únicas em si mesmas, parece-me pouco sábio e impossível.

Concepções das mulheres sobre elas e o mundo

"A mulher livre está apenas nascendo."

Beauvoir (1949)

Na tese de doutorado que se desdobra nas contribuições deste livro – *Mulher, trabalho e maternidade: uma visão contemporânea*, PUC/SP, 2009 –, utilizei conjuntos de questões para detectar as visões e os posicionamentos das entrevistadas relativos aos temas sob minha pesquisa. A seguir, recuperando e ampliando para os atuais propósitos, comento alguns desses temas:

- Concepção de mulher
- Concepção de homem
- Mulher e maternidade
- Mulher e relações profissionais
- Mulher e relações afetivas
- Concepção de contemporaneidade

Vejamos.

Concepção de mulher

As mulheres da pesquisa que embasa este livro acreditam que houve mudança significativa no conceito de mulher, com maior ênfase no aspecto profissional. Afirmam haver igualdade na escolha profissional, com inserção qualificada no mercado de trabalho, o que possibilita independência financeira feminina e uma nova visão de conjugalidade com o compartilhamento de tarefas.

Elas confirmam a importância do trabalho pago para a qualidade de vida da mulher que aspira a uma realização pessoal e profissional. Mais mulheres casadas estão trabalhando por remuneração, como também as mais jovens não estão se afastando do mercado de trabalho formal com a mudança do estado civil. A análise do discurso das executivas evidencia que a mulher contemporânea inova incessantemente, criando alternativas para os conflitos que as desafiam e produzindo transformações tanto no âmbito do trabalho como no âmbito familiar e pessoal. Nessa amostragem, todas as mulheres pesquisadas buscam um companheiro que também deseje um filho.

Concepção de homem

Acreditam que a sociedade valoriza, nos homens, um bom salário e a expressão de autoridade e liderança. Porém, elas concordam que houve mudanças no conceito de homem. Afirmam que o desenvolvimento profissional da mulher trouxe relações mais igualitárias para o campo pessoal e percebem transformações, no homem, em relação ao cuidado com a casa e com os filhos, valorizando-o como um pai presente. Os núcleos de significado da fala dessas mulheres em relação ao homem traduzem um movimento de busca de novos caminhos para a relação conjugal, na qual ele deixa de ser visto como provedor e mentor e passa a ser visto como parceiro. Trazem também a consciência das mulheres de terem se tornado, em muitos casos, as provedoras do casal, o que possibilitou uma espécie de troca de papéis, em que o homem é mais solicitado para os cuidados domésticos e dos filhos.

Mulher e maternidade

Valorizam o fato de serem mães. Algumas já são mães, outras ainda desejam ser. Elas declaram que a maternidade é importante e afirmam que tentariam a reprodução assistida caso fosse necessário. Dizem sentir natural e espontaneamente o desejo de ter filhos e declaram que o momento ideal para a maternidade é aquele em que se pode contar com um companheiro que também queira ter um filho, assim como reconhecem que a maternidade implica também ter condições financeiras. Essas mulheres declaram que o que cabe à mãe é cuidar, educar e garantir condições de manutenção para o filho, valorizando os bons cuidados. As que já são mães declaram que filhos são uma realização e uma alegria.

Há uma contradição presente entre o discurso e a prática, pois são mulheres que valorizam cuidar dos filhos, mas têm uma média de jornada de trabalho diária de 10 a 14 horas, o que possivelmente implica deixá-los aos cuidados de terceiros. Assim, valorizar ser mãe parece querer responder ao modelo hegemônico de mulher como mãe. Por outro lado, também pode significar que cuidar e educar sejam concretizados em ter condições financeiras, uma vez que a maioria contribui de 50% a 75% no orçamento familiar, podendo significar oferecer boa casa, boas escolas, lazer, não implicando relações de trocas afetivas sistemáticas e diárias. A aceitação da reprodução assistida, caso necessária, flexibiliza muito a idade reprodutiva dessas mulheres.

Permanece um discurso tradicional em relação à maternidade, exceto na fala sobre adoção, que traz uma dimensão do feminino e da maternidade que a maioria das mulheres não consegue colocar, pois não é costume privilegiar a relação de parentalidade, e sim a vivência gravídica.

As respostas sobre a maternidade e o papel de mãe foram as mais elevadas. Uma das possíveis explicações para esse índice elevado de respostas poderia estar na tendência em responder de acordo com o que é desejado socialmente, visto que o que se espera da mulher na nossa sociedade é que ela perceba a maternidade como algo nobre e recompensador. A coerência das respostas livres mostrou que essas mulheres fazem parte de um grupo que realmente deseja a maternidade como uma realização pessoal e familiar, ou seja, elas não criticam o estereótipo social, mas o reafirmam.

A consciência de que para ter filho é importante ter condições financeiras e um companheiro que também queira filhos fica mais como um desejo para as que ainda não têm, pois, na prática, não sabemos em que condições todas as que já são mães tiveram seus filhos. Talvez seja um discurso dissociado da realidade, desenvolvido por mulheres poderosas, com cargos que exigem posturas politicamente corretas, e que consideram que o ideal é esse, nem sempre possível na prática do processo da vida. Também o fato de declararem que precisam do pai fica descaracterizado quando declaram que educar e cuidar do filho é responsabilidade da mulher. De novo, temos um discurso idealizado e dissociado da prática, mas um bom começo para dar a consciência de que talvez seja o momento de realmente trazer essas ideias para o compartilhamento. Tudo isso subentende um processo de construção.

Mulher e relações profissionais

Valorizam seu trabalho e afirmam que o desenvolvimento profissional trouxe relações igualitárias entre homens e mulheres. Ambicionam uma carreira que traga realização pessoal, estabilidade financeira, autonomia e independência.

Nos núcleos de significação e sentido das frases que descrevem esse momento da mulher, houve alguns discursos que apontam para a igualdade da inserção qualificada no mercado, outros que apontam para a desigualdade, revelando uma queixa de desrespeito e um momento ainda de muita competição entre homens e mulheres. Outros discursos mesclam igualdade e desigualdade, denotando a possibilidade de um processo em construção.

Esses aspectos relativos à busca de uma relação igualitária no campo profissional aparecem relacionados com os resultados no questionário de qualidade de vida, no qual a vitalidade[12] está num nível médio e há um comprometimento na dimensão dos aspectos físicos.

Foi possível observar, na descrição das características dessas mulheres, que a grande maioria possui bom nível de instrução e alta concentração de renda, o que favorece a conquista de trabalhos mais estimulantes e uma maior autonomia em suas atividades, propiciando uma infraestrutura doméstica mais adequada para que possam permanecer mais tempo no trabalho. O número de horas trabalhadas, que impossibilita o convívio familiar desejado com os filhos pela dificuldade de conciliar todos os papéis, é o elemento controverso dessa aparente harmonia.

A busca pela realização profissional trouxe resultados interessantes quando comparada com a qualidade de vida. Ao mesmo tempo em que as mulheres apareceram com alguns índices rebaixados, como saúde mental, em relação ao aumento do trabalho fora e dentro de casa, e saúde física, em relação ao esforço constante de busca da realização profissional e reconhecimento, elas também tiveram todos os outros índices altos, exceto pela vitalidade, que se manteve na média. Isso significa que elas têm mais ganhos do que perdas e estão sabendo administrar

---

[12] O Questionário de Qualidade de Vida media a *vitalidade* entre os outros itens: *capacidade funcional, aspectos físicos, dor, estado geral de saúde, aspectos sociais, aspectos emocionais e saúde mental.*

bem sua flexibilidade para a incorporação de vários papéis e duplas jornadas.

A multiplicidade de papéis desempenhado pelas mulheres não é necessariamente sinônimo de *distress*[13], demonstrando, assim, que esse acúmulo de funções pode ter consequências benéficas. As mulheres que são capazes de se sustentar, ter um trabalho que crie novos caminhos, e não só a rotina do trabalho doméstico, são as que conseguem superar o sentimento de impotência que aparece quando se encontram diante de estressores.

Essas mulheres não estão mais dependentes do poder econômico de seus maridos e, em momentos de dificuldades econômicas, de desemprego do companheiro, de doenças ou crises no casamento, podem contar com o que o seu trabalho lhes proporciona como também com a rede de amigos criada pela sua participação no mercado de trabalho.

O fator que mais contribuiu para explicar o índice de qualidade de vida e bem-estar subjetivo foi o poder de decisão, ou seja, um fator que propicia o que se pode denominar de controle percebido. É o trabalho pago que propicia o tipo de recompensas comentadas anteriormente, já que desenvolve uma maior capacidade de lidar com situações novas e complexas, além de aumentar o acesso para fontes financeiras e sociais.

---

[13] Explicação dada na nota de rodapé na p. 11.

Mulher e relações afetivas

A maior parte das mulheres da pesquisa que embasa este livro tem maridos/companheiros e declara que eles valorizam e compartilham seus sucessos e dificuldades. Os núcleos de significação e sentido das frases trouxeram, em sua grande maioria, um discurso voltado para a igualdade, autonomia e independência financeira, levando ao compartilhamento, e não à submissão. Houve também alguns poucos discursos voltados para a desigualdade, pontuando uma visão de mulher como ser inferior ao homem. Aqui também podemos relacionar com os resultados de qualidade de vida, se olharmos que a questão do papel social da mulher na sociedade atual trouxe um comprometimento na dimensão da saúde mental, assim como uma vitalidade no nível médio.

A busca pela realização profissional também trouxe relações mais igualitárias nas instâncias pessoais, mas há uma contradição na forma como se constituem essas relações. Isso porque, ao mesmo tempo em que essas mulheres valorizam seus ganhos e carreiras e se sentem celebradas pelos seus companheiros no apoio recebido nessa direção, elas lamentam a perda do homem provedor e mentor.

As variáveis sociodemográficas, como estado civil, renda e idade, chamaram atenção para a verificação das influências na qualidade de vida e no bem-estar subjetivo das participantes. Associações entre satisfação com o casamento, promovidas pela segurança emocional e contato com a juventude, também foram encontradas nesse estudo.

Algumas se declararam provedoras e não passaram uma ideia de satisfação, outras estão construindo uma relação afetiva estável e equilibrada, outras estão com relações desiguais. Novamente, essas mulheres mostram um processo de busca e construção, ainda com uma visão clássica do feminino, migrando para a inovadora.

Concepção de contemporaneidade

Sobre a contemporaneidade, as mulheres destacaram que o mundo atual, em constante transformação, as afeta em geral; metade delas declara que isso as afeta especificamente no trabalho e outra metade, especificamente na família. Também a descartabilidade as incomoda no geral, além do consumismo e da sensação de vazio, da cultura do descartável, do imediatismo e da dificuldade de preservar valores.

Aqui também se pode relacionar com os resultados de qualidade de vida. Os que falam da busca de uma relação igualitária no campo profissional correspondem ao rebaixamento da vitalidade e a um aspecto físico comprometido. Os que falam da ampliação do papel da mulher como cuidadora da casa e dos filhos trazem um comprometimento na dimensão da saúde mental, assim como também um rebaixamento da vitalidade.

Desdobramentos possíveis dessas descobertas

O que as mulheres têm a dizer aos homens?

"O fato é que nem os homens nem as mulheres se acham hoje satisfeitos uns com os outros."

Beauvoir (1949)

Não pretendo, aqui, nenhum feminismo de caráter extremado, delator da sociocultura "macho chauvinista" a que, sem dúvida, tradicionalmente, todos pertencemos. As raízes judaicas e pagãs, o longo período cristão, as influências árabes, em especial via Ibéria, concorreram, todos, para a consolidação, pelos séculos, de uma visão sociocultural da mulher que a colocou sob pressão e opressão. Discordar disso é hoje absurdo, e penso que a maior conquista sociocultural do século XX em relação à mulher e ao feminino, a evolução mais fundamental e estruturante de um melhor futuro, foi, justamente, tornar essa percepção patente e sua discordância absurda. A primeira vitória socioevolutiva sobre o preconceito e a opressão é a sua admissão, para a percepção crítica da sua desumanidade. É assim que a cultura evolui. Corajosas mulheres precederam, e com isso viabilizaram essa contribuição, e coube a elas a admirável tarefa dos primeiros apontamentos e a ousadia dos primeiros enfrentamentos.

Emocionada, considero que caberiam, e caberão, muitos livros capazes de mostrar a grandeza dos espaços que conquistaram. Certa de que toda lista é, por incompleta, injusta, cito, sem menor reverência a tantas outras, algumas que tenho em grande admiração e alta consideração.

Charlotte Brontë (1816-1855), romancista mais velha das três famosas irmãs Brontë, teve um passado familiar escuro, além de uma infância nada agradável, pois ficava no sinistro presbitério de Haworth, de onde se avistava apenas um cemitério. A sua sagacidade e inteligência poderiam se igualar às de qualquer cavalheiro de seu tempo. Seu livro *Jane Eyre* provocou um início de movimento feminista e a fazia muito popular na alta classe social de Londres. Ainda assim, ela permaneceu uma pessoa caseira, preferindo se enroscar com um livro de poesia e refletir sobre o movimento feminista em frente a uma lareira.

Soong Ching-ling (1893-1981), conhecida na China como "mãe da nação", garantiu seu lugar na história por causa da defesa do internacionalismo e da paz. O povo chinês amava a beleza, a moda e a inteligência. Por ter estudado nos Estados Unidos, ela tinha uma perspectiva incomum para uma mulher chinesa no início do século XX. Recusando-se a assumir o esperado silêncio da maioria das mulheres chinesas de sua época, ela criticou abertamente o governo, embora os membros da sua família fossem líderes políticos.

Simone de Beauvoir (1908-1986) foi uma escritora, filósofa existencialista e feminista francesa. Escreveu romances, monografias sobre filosofia, política, sociedade, ensaios, biografias e uma autobiografia. Dentre seus ensaios críticos, cabe destacar *O segundo sexo* (1949), uma profunda análise sobre o papel das mulheres na sociedade.

Margaret Sanger (1879-1966), feminista americana, e Katharine McCormick (1875-1967), milionária americana, juntaram-se ao biólogo americano Gregory Pincus (1903-1967), o "pai da pílula", e ajudaram a invenção a sair mais rápido dos laboratórios. A união da mente brilhante de Pincus com a fortuna de Katharine só foi possível graças ao árduo trabalho de Margaret, que, em 1916, abriu a primeira clínica de controle de natalidade dos Estados Unidos.

Mulheres admiráveis, entre tantas outras, que ajudaram a fazer história!

Inspirada por elas, a ideia deste livro é seguir com uma pequena contribuição reflexiva sobre o que as mulheres gostariam de propor aos homens como novos paradigmas de valores e crenças para uma sociedade mais justa e equilibrada na formação das novas gerações, proposta essa baseada nos discursos do universo feminino que embasou esta pesquisa.

Talvez seja muito difícil para alguns homens aceitar, compreender e apoiar as novas ideias de compartilhamento de tarefas, colocando a mulher em uma posição de maior dignidade e respeito como ser humano. Isso porque nossa sociedade está constituída sobre valores nos quais os homens são colocados em uma posição de poder e mando, valores esses aprendidos e passados de geração para geração há muitos séculos!

Assim como no capítulo "Continuidades e rupturas da mulher na contemporaneidade: uma questão de gênero?", falou-se das mulheres com relação ao aprendizado clássico e tradicional das funções consideradas femininas, também os homens foram ensinados sobre as funções antes consideradas só masculinas, como ser o provedor, o que traz o sustento, protege e cuida e, por isso, o que tem o poder do mando e das leis.

Se ampliarmos esse olhar no tempo, ele é o macho caçador/coletor que a psicologia evolutiva estuda e a fêmea é aquela que fica na caverna cuidando dos filhos e da comida. Esse macho tinha certeza de que esses filhos eram dele, pois sua mulher obedecia e se trancava. Milhares de anos se passaram e no psiquismo masculino permaneceram esses símbolos, ou valores e crenças, como a mente pré-histórica determinou.

Embora certa de que essa declaração pode irritar algumas pessoas, devo dizer que, na minha experiência clínica, o homem ainda tende a preferir e a desejar uma mulher ainda virgem ou com "pouca experiência" sexual para ser a mãe de seus filhos. Já escutei esse desejo de vários clientes, em sessões de psicoterapia, como se uma desconfiança pairasse sobre a mulher se ela já teve vários parceiros. O mesmo não se aplica a eles, pelo contrário, quanto maior a experiência sexual com várias mulheres, melhor marido será.

Na medida em que o papel dos homens está mudando, as últimas décadas não têm sido fáceis para eles. As mulheres conquistaram o mercado de trabalho e tornaram-se financeiramente independentes. As mulheres se transformaram em seres que acumularam responsabilidades dentro e fora de casa, comportando-se de forma nova e exigente, com avanços incríveis. Restou para os homens uma percepção difusa sobre seu papel, com muitas cobranças. Urge que o diálogo se abra para que o universo feminino e o masculino permaneçam com suas características básicas e admiráveis, incluindo um ao outro de forma construtiva e amorosa.

Cecília Troiano, no livro *Vida de equilibrista*, relata que, na pesquisa promovida para seu livro, no grupo dos maridos apareceram contradições. O mesmo pai que ajudava a passar roupa e a lavar louça, esforçando-se para pegar uma das filhas todas as noites na faculdade, teorizou: "Elas não reclamam (do trabalho em casa) porque sabem que é função da mulher; minhas filhas adolescentes vão se acostumando a aceitar isso na vida futura delas: já sabem cozinhar, arrumar a roupa...". Outro pai observou: "A brincadeira da menina é boneca, parece que ela vai treinando isso, o garoto não. Já fica claro na cabeça da mulher que ela tem essa capacidade". Aqui cabe questionar se os meninos também têm essa capacidade, só que ela não é estimulada desde cedo.

Nas décadas por vir haverá uma maior definição do que se espera dos homens e do seu real papel. Alguns estereótipos machistas serão abolidos e novos valores serão determinantes no comportamento que valoriza e respeita a mulher companheira que trabalha e contribui com a família, facilitando que os homens também colaborem mais ativamente em casa, principalmente após a chegada do primeiro filho.

Uma pesquisa informal, feita após a defesa da tese, e que trouxe ideias que complementaram as que surgiram dos próprios resultados e conclusões da pesquisa formal, trouxe falas criativas para a pergunta "**O que você gostaria de dizer aos homens?**". A ideia é abrir realmente esse diálogo e expandi-lo mais e mais, em busca do equilíbrio dessa nova sociedade.

Seguem algumas respostas inspiradoras e construtivas:

"É preciso entender que as mulheres trabalham de maneira mais objetiva e focada, e por isso não têm tempo de se vender, de mostrar o trabalho realizado. Os homens atuam de forma diferente, atuam de forma mais política. É muito difícil quebrar a barreira de "networking" formada pelos homens. Na minha área, as mulheres são minoria, e os almoços conjuntos contêm temas muito masculinos, que, pelo menos para mim, não têm apelo. Os programas masculinos fora do trabalho como futebol, tênis e golfe acabam excluindo a maioria das mulheres. Muitas vezes, para conseguir um mínimo de networking, *somos obrigadas a ficar na empresa depois das 19:30 (que é quando as conversas importantes acontecem) para ter acesso às pessoas (homens e mulheres) que tomam decisões."*

"O que gostaria de dizer (e muitas vezes já disse) é que os homens precisam entender o valor da divisão das tarefas domésticas com suas mulheres. Isso traz independência para eles, admiração por parte delas, maior proximidade com os filhos, cumplicidade na família. Isso não tem preço. Sem dúvida, ser o provedor faz parte da característica masculina e é algo que temos que respeitar, mas todo homem se derrete por um filho mais próximo e amigo, por uma esposa que o admira não só como profissional, mas como aquele que tem preocupações similares às dela. Diria aos homens que a 'jornada dupla' não é fácil, mas é compensadora em muitos aspectos. Eles deveriam experimentar e ver quais são os retornos."

"É muito difícil ser mulher e aliar o trabalho e a maternidade. Embora eu não tenha filhos ainda e só vá me casar no próximo ano, como toda mulher, sonho em ter um emprego que me satisfaça e uma família. Diante da carreira feliz que eu já estou construindo e a família, que terei em breve, vou precisar muito da compreensão do meu marido para entender meu cansaço, me ajudar nas tarefas diárias e compartilhar comigo as felicidades e desafios dessas duas áreas, me ajudando a equilibrar de forma saudável as duas áreas."

"Somos parceiros na educação de nossos filhos, no crescimento da nossa carreira e na administração da nossa casa. O sucesso na parceria determinará o nosso sucesso nas outras áreas."

"Somos diferentes. A mulher lida com mais facilidade com várias tarefas ao mesmo tempo, é mais intuitiva e sensível. Os homens são mais lógicos e diretos. Cada um com seus pontos

fortes e fracos. Cada um no seu papel. A mulher e o homem se complementam como o yin *e* yang*."*

"A mulher quer trabalhar e obter sucesso profissional, mas também quer ser mãe. É fato que nem todas querem ser mães hoje, mas a maioria delas quer. O próprio homem não quer mais uma mulher Amélia, que cozinha, cuida da casa e dos filhos. Ele quer uma mulher linda, bem-sucedida e boa mãe. E o homem também quer ser bem-sucedido e quer ser pai, mas a maioria deles não quer dividir com a mulher a maternidade, isto é, a responsabilidade de educar um filho. Criar filho não é apenas sustentá-lo financeiramente, prover a melhor escola e o melhor plano de assistência médica. Isso faz parte, mas não é o mais essencial. Filho exige um cuidado no dia a dia, nas tarefas do cotidiano, atenção, carinho, respeito, que nem todos os homens podem dar. Muitas vezes os homens dedicam-se tanto ao trabalho que nem têm tempo para os filhos, e cabe à mulher suprir esse tempo que eles não têm, se desdobrando em duas pessoas para suprir o carinho que o pai não dá. O homem cobra da mulher mais independência profissional, mas não dá a ela em casa o suporte necessário para isso. É difícil para uma mulher chegar em casa todo dia, cansada do trabalho, e ainda ter que brincar com o filho e pensar no que todos vão comer. Se o seu marido a ajudasse uma vez ou outra, essa tarefa seria mais fácil. Ela precisa ter um tempo para ela, mas isso não ocorre. Ela fica sobrecarregada. É claro que não podemos generalizar. Há uma minoria de homens que cuida muito mais dos seus filhos que algumas mulheres. Alguns já dividem as tarefas domésticas, mas cuidar de um filho ainda é uma obrigação da mãe. Por isso, também inconscientemente, as mulheres vêm adiando o seu so-

nho de ter um filho, porque acreditam que sucesso profissional e maternidade são antagônicos, não podem conviver juntos."

"Hoje em dia, não há mais espaço para separar a tríade 'Mulher, Trabalho e Maternidade'. Cada vez mais a mulher tem se destacado no mercado de trabalho, e nem por isso abdicado da maternidade. Um ponto muito importante nisso tudo é a família. Quando um casal toma a decisão de gerar descendentes, precisa claramente entender qual o papel de cada um a partir do momento do nascimento. Digo isso porque, em determinado estágio da carreira, um dos dois terá que ceder para que o outro siga caminhando e a família continue saudável. No meu caso, meu marido pediu demissão de seu emprego para que pudéssemos seguir em uma designação internacional na empresa na qual trabalho. Além disso, durante praticamente dois anos ele atuou como pai e mãe do meu filho em função da forte demanda do meu cargo. Entendo que não estou sozinha nessa jornada... existem centenas/milhares de mulheres na mesma situação... mas tenho plena convicção de que, se eu não contasse com o apoio do meu marido, não teria chegado aonde cheguei.... e seguimos caminhando..."

"É possível conciliar trabalho e maternidade. É só uma questão de balancear as atividades. A ajuda do homem também é importante para poder dividir as tarefas de casa e responsabilidades, principalmente se a mulher tem um papel importante no orçamento doméstico."

"Aos homens uma recomendação para que continuem a desenvolver a sensibilidade e flexibilidade que os permitiu aumentar a contribuição como pai, não só na divisão das tarefas, mas

na vontade de participar, na preocupação de não ser apenas a força, ser também o amor. Certamente essa disponibilidade suporta a evolução de todos como indivíduos e deixa ainda mais rica a contribuição para a sociedade, pois, independente do gênero, o aprendizado será aplicado em todos os outros pilares da vida."

"Os filhos não são apenas da mulher. A criação é dos dois! Apropriem-se dela com prazer e bom humor!"

"Sabe, muda muito depois que nasce um filho...Antes, eu fazia questão de ser independente, autônoma, senhora das minhas decisões e liberdade. Resolvia, fazia, ficava se queria, sempre foi muito bom poder decidir. Depois que nasceu minha filha, acho muito bom ter alguém para ajudar, acho muito bom não precisar trabalhar tanto, até porque já me provei competente o suficiente."

"Gostaria de dizer aos homens que as mulheres que trabalham e são mães têm jornada dupla e deveriam ser menos cobradas por eles. Os homens do século XXI já ajudam muito mais do que os homens de 50 anos atrás, contribuindo com as tarefas simples dos cuidados com os filhos, mas claramente a maior parte do peso ainda está com a mulher. Gostaria de dizer aos homens que as carreiras das mulheres são tão importantes quanto às deles, que o trabalho das mulheres é tão complexo quanto o deles e que no final do dia elas também estão cansadas. Gostaria de lembrá-los que, da mesma forma que eles, as mulheres precisam de um tempo para elas, para cuidar de sua aparência e para cuidar de suas almas, seja com uma atividade social,

um hobbie ou uma atividade religiosa e que, para conciliar tudo isso, eles precisam contribuir. Gostaria de lembrar a eles que fraldas, alimentos e roupas não 'surgem do além' e que todos esses itens precisam ser comprados e escolhidos de acordo com a disponibilidade e renda familiar, o que é primariamente mais uma atividade da mulher. E principalmente gostaria de pedir a todos os homens que têm uma mulher que trabalha e é mãe que valorizem essa mulher, pois conciliar essas duas atividades, considerando que hoje em dia o 'trabalho' para a mulher não é simplesmente uma atividade remunerada, mas de fato uma carreira profissional, é complexo e requer muito sacrifício pessoal."

O que as mulheres têm a dizer às empresas?

> *"Foi pelo trabalho que a mulher cobriu em grande parte a distância que a separava do homem; só o trabalho pode assegurar-lhe uma liberdade concreta."*
>
> Beauvoir (1949)

Durante a pesquisa, encontrei no *site* www.revolucaofeminista.com uma síntese clara e bem elaborada sobre o crescimento do papel da mulher desde a Revolução Industrial, contando como o século XX assiste à emancipação progressiva da mulher, até então totalmente na dependência do homem.

Vários fatores contribuíram para isso:

- a Revolução Industrial, que utiliza a mulher como mão de obra imprescindível para certas indústrias, como a têxtil. Apesar de ser altamente explorada com salários muito inferiores aos do homem, esse trabalho permitiu às mulheres uma independência econômica que antes não tinham;

- a Primeira Guerra Mundial exigiu um papel ativo das mulheres, que se viram obrigadas a substituir os homens nas fábricas, campos e serviços, enquanto eles partiam para as frentes de batalha;
- a elevação do nível de instrução da mulher, que começa a acontecer por iniciativas dos governos ou por iniciativas particulares de espíritos filantrópicos.

Surge o feminismo, corrente que defende o movimento da luta das mulheres pela igualdade de direitos em relação ao homem. Elas lutam por:

- igualdade jurídica (leis);
- igualdade intelectual (instrução);
- igualdade econômica (profissão, trabalho e salários);
- igualdade política (direito de voto, possibilidade de ser eleita);
- igualdade social (família, sociedade).

Surgem os movimentos sufragistas, desencadeados por mulheres de todos os níveis sociais e culturais que lutavam por todas as igualdades, principalmente pela igualdade política, pelo direito de voto e pelo sufrágio universal.

Surgem as lutas reivindicativas das mulheres trabalhadoras por aumento de salário, redução do horário de trabalho e melhores condições de trabalho.

São notáveis as principais conquistas obtidas pelas mulheres entre as duas guerras mundiais:

- direito de voto (conquista de voto universal);
- acesso a profissões de nível superior (medicina, advocacia, engenharia e professorado);
- acesso ao mundo dos serviços;
- maior intervenção dentro da família: maior liberdade de movimentação; maior liberdade sexual, com uso dos métodos contraceptivos.

O reflexo da emancipação das mulheres é visto, principalmente:

- nos costumes: novo estilo de vida mais livre, vida social mais intensa, prática de esportes, procura de divertimentos, acesso aos vícios masculinos (beber e fumar);
- na moda: mais simples e esportiva, com saias curtas, saia-calça, cabelo curto à *garçonne*, substituição do espartilho pelo sutiã, decotes maiores, maquiagem. Surgem revistas femininas que exaltam a mulher e que a orientam no sentido de cuidar da sua imagem, evidenciando a sua emancipação.

No meio disso tudo, porém, a discriminação da mulher dentro das empresas ainda é uma realidade. Predomina a tendência dos homens de não reconhecerem a igualdade das mulheres no desempenho profissional. No tradicional campo masculino do trabalho, ainda reinam os homens.

Apesar de já terem conquistado espaços maiores, os salários das mulheres em cargos iguais aos dos homens permanecem menores. Esse aspecto é uma grande trava para o desejo de crescer em cargos e poderes, pois, se a mulher percebe que sua dedicação não será reconhecida e recompensada com valores iguais, é automático que haja uma retração no seu impulso para o crescimento.

As mulheres possuem características femininas que ajudam a formar boas equipes com os homens. Por causa da discriminação, existe uma tendência a se masculinizarem para afirmar poderes e saberes. Isso não é um avanço, mas sim um retrocesso. A harmonia deveria ser encontrada no amalgamar das qualidades do psiquismo feminino com as do psiquismo masculino. Isso possibilitaria o nascimento de uma força construtiva, com possibilidades maiores e melhores para a equipe, sem o bloqueio da competitividade. Mas, para isso, é necessário o respeito.

Se esse respeito não for alcançado, a mulher, fatalmente, repensará a busca do desenvolvimento da carreira, perguntando-se o quanto tudo isso não afetará seus relacionamentos familiares e pessoais sem um justo retorno. Ocorrerá, então, a diminuição do ímpeto pelas metas profissionais.

Falar com paixão em causa, significado, metas, em que serão encontradas barreiras para alcançar cargos mais elevados, fica bem difícil. Até porque a base de toda a relação humana, seja ela profissional ou afetiva, é a admiração e o respeito. Na ausência destes, a relação tenderá a murchar.

Uma mulher que ajudou na pesquisa da tese de doutorado declarou:

"Meu chefe é um homem muito compreensivo, seu lado feminino é bem desenvolvido. Mas ele não entende a pressão de uma mulher que trabalha em cargos de poder. A mulher dele não trabalha...

Minha filha está doente, não tenho tempo de ficar com ela. Gostaria de ter mais tempo para mim e para ela...

Fechei um negócio grande, estou indo lá com o meu assessor para ultimar os últimos detalhes. Não terei folga esse final de ano, tenho que me organizar para ficar por aqui. Foi um ano difícil, mas rendoso no dinheiro e no trabalho. Meu marido é compreensivo. Ele pode sair, mas ficará me apoiando e cuidando da nossa filha.

Nossa empresa é diferenciada por ter mulheres em posições de comando e poder. Algumas funções são melhor executadas pelas mulheres, elas são mais jeitosas. Mas os homens não respeitam, temos sempre que competir por espaço. Isso está começando a melhorar. A empresa tem que promover eventos para apoiar a mulher que trabalha. Vou lutar por isso junto ao meu chefe, acho que ele terá ouvidos e sensibilidade para apoiar, ele é um chefe mais humano. Os outros são muito desrespeitosos, não apoiam as mulheres...”

Essa é uma fala forte e muito descritiva do que acontece hoje nas empresas.

A pesquisa informal, feita após a defesa da tese, trouxe depoimentos valiosos e muito esclarecedores das situações expostas no decorrer deste livro. A pergunta “**O que você gostaria de dizer à sua empresa sobre esse tema?**” trouxe as falas que se seguem, escolhidas entre tantas como uma síntese do anseio feminino:

“Na empresa em que eu trabalho, as mulheres crescem até um nível, e depois param. Pelas análises feitas, as próprias mulheres não priorizam o crescimento a partir de um ponto. Na minha opinião, isso ocorre porque, ao pesar os prós e os contras, as mulheres percebem que não vale a pena. As empresas estão cada vez mais oferecendo oportunidades com metas irrealistas, e os salários não são altos a ponto de justificar uma jornada de trabalho que necessariamente vai deixar a família de lado. As empresas precisam perceber que o trabalho é um meio de suportar a vida pessoal, e não o contrário. Não adianta oferecer oportunidades onde apenas a empresa irá ganhar, e o funcionário, além de não receber uma remuneração à altura do desafio, terá de deixar a saúde de lado, os filhos, a casa, o cônjuge etc. As mulheres percebem que a empresa não tem nada a perder, e elas têm tudo. Talvez no futuro alguém perceba que as mu-

lheres (e os homens também) serão funcionárias(os) mais produtivas(os) se não tiverem de conviver diariamente com a angústia de não acompanhar o crescimento dos filhos e não poder ter mais espaço para se dedicar à vida pessoal."

"Às empresas em geral, eu diria o que a minha empresa diz: as características femininas são fundamentais no mercado, ter mulheres e homens trabalhando junto nas diversas camadas e funções das organizações traz benefícios enormes de entendimento de mercado, de clima organizacional, de ajuste de estratégia em tempos onde a inteligência emocional fala muito alto. Esse é um diferencial competitivo. As empresas devem entender como a maternidade (assunto totalmente relacionado à mulher) pode ser 'aproveitada' pela organização e trabalhar isso junto a sua população (homens e mulheres). Os homens entendendo os benefícios desse tema e as mulheres entendendo que essa fase faz parte da vida e que traz uma bagagem de vida imensa que é aproveitada na vivência profissional (é na verdade um MBA intenso)."

"Toda mulher sonha em ter uma família. As empresas devem entender que ter uma mulher satisfeita em poder ser mãe e ter tempo equilibrado para o trabalho e seus filhos vai fazer dela uma funcionária feliz e motivada, que trará resultados melhores para a empresa. Quando a empresa entende a real necessidade da mulher em ser mãe e a ajuda de diversas maneiras, suporta com ela esse difícil caminho, amparando, disponibilizando tempo para equilibrar as duas pontas e incluindo a família dessa funcionária de alguma maneira na empresa, todos ganham."

"No meu emprego atual, eu diria: a política de flexibilidade e clima da empresa hoje contribui muito para que eu desempenhe todos os papéis (mulher, mãe e profissional) com sucesso."

"Deem-nos as mesmas chances e salários. Somos tão capazes quanto eles. Ainda há muito o que melhorar. Na minha visão, como os homens e mulheres se complementam, uma distribuição muito distante dos 50% gera em desequilíbrio. A natureza é sábia nesse sentido. Se uma organização buscar uma distribuição mais uniforme, se tornará mais eficiente, e isso refletirá diretamente na lucratividade."

"Gostaria de dizer à minha empresa (a última em que fui registrada) que as mulheres que têm filhos são mais produtivas no trabalho porque a maternidade ensina uma pessoa a ser menos egoísta, a ser mais responsável, a organizar melhor o seu tempo e as tarefas a serem realizadas e a priorizar atividades mais relevantes e com resultados a longo prazo. Ser mãe não torna a mulher mais incapaz de exercer uma atividade. Ouvi a seguinte frase do meu chefe na última empresa em que trabalhei: 'Eu vou te demitir porque você tem que cuidar da sua filha pequena...'. Agora, eu me pergunto: 'Se ele acha isso tão importante, porque ele não cuida dos filhos dele também...' Nesta empresa, eu recebi um prêmio por ótimo relacionamento com clientes, fui responsável pelo melhor ano da empresa em termos de receita e, em cinco anos, faltei quatro vezes para cuidar da minha filha que estava doente. E, quando estive ausente, trabalhei de casa."

"Educar e informar para que não haja discriminação da mulher grávida ou com filhos, principalmente ao se tratar de uma profissional com potencial e responsável."

"Que persista manter o equilíbrio da contribuição feminina, que valorize o jeito peculiar de avançar das mulheres, mas principalmente que entenda a nossa gestão de tempo, pois muitas vezes vai aparentar um foco excessivo, quase mal educado, em ser produtiva, ou uma pré-indisposição em participar de momentos extras de socialização, mas que na verdade é só a gerência da forma mais honesta de todas as tarefas por que nos sentimos responsáveis."

"Que se removam as barreiras diretas ou indiretas para o exercício da maternidade! Ganhar menos é uma barreira. Ter medo de contar que está grávida é outra. Ter uma avaliação de desempenho prejudicada por meses que passou enjoada ou fora do trabalho é outra. Não ser promovida ou não ocupar uma posição de liderança em função de uma possível ausência em função da maternidade é outra. Cabe às empresas olharem dentro de suas práticas que outras barreiras eventualmente suas culturas geram para o exercício da maternidade. Cabe a cada empresa se estruturar para remover as suas barreiras."

"As mulheres têm medo de se comprometer com maior poder por acharem que o preço a pagar é alto: horas extras, perda de espaço social e familiar, muito stress *e cansaço. Na empresa em que trabalho, todos os diretores e gerentes são homens, e varia de departamento para departamento o apoio à mulher e à maternidade. Acredito que a empresa deveria desenvolver um programa/consultoria onde fosse possível motivar essas mulheres para serem mais corajosas, determinadas para o sucesso, parceiras dos homens na liderança. É preciso ter mulheres em posições de poder nas gerências e diretorias."*

"Gostaria de dizer, em primeiro lugar, a todas as empresas, que as mulheres deveriam ser tão bem remuneradas quanto os homens, uma vez que desempenham papéis de igual importância e que se dedicam ao trabalho com o mesmo empenho (diversas pesquisas de fontes diferentes apontam as desigualdades salariais entre homens e mulheres). Gostaria também de lembrar que hoje em dia as empresas não sobreviveriam sem as mulheres na força de trabalho, seja por um simples aspecto numérico, seja pelos diferenciais femininos já tão explorados e reconhecidos que fazem uma enorme diferença na performance *dos negócios. E que, por conta disso, as mulheres que se dedicam aos seus trabalhos e que, além disso, têm filhos para cuidar, deveriam ter um cuidado especial por parte da empresa, fosse através de uma maior flexibilidade de horários, ou através de benefícios como creche da empresa/transporte empresa-creche, além de muitos outros, uma vez que muitas mulheres ainda hoje abrem mão de ter uma carreira por não conseguirem conciliar todas as variáveis das duas funções."*

O que as mulheres têm a dizer ao Poder Legislativo?

"Os que fizeram e compilaram as leis, por serem homens, favoreceram seu próprio sexo, e os jurisconsultos transformaram as leis em princípios."

Beauvoir (1949)

Há um século, as mulheres não tinham o direito de votar na maior parte dos países do mundo. A nação pioneira nesse campo foi a Nova Zelândia, em 1893. Na Inglaterra, as mulheres só conquistaram o direito de votar em 1918. Nos anos anteriores, as principais cidades britânicas eram sacudidas pelas mulheres em campanha por sua cidadania. Foram protestos sangrentos, como o suicídio da sufragista Emily Davison, que, pelo voto feminino no Reino Unido, jogou-se debaixo das patas do cavalo do Rei Jorge V, em Londres, durante o Derby de 1913.

Mesmo no dito berço da democracia moderna, os Estados Unidos, as mulheres penaram para votar. Apesar do então território do Wyoming ter tomado a iniciativa de abrir as urnas à mulher em 1869, apenas em 1920 o Congresso americano reconheceu o direito ao voto feminino em toda a União, aprovando para esse fim a 19ª Emenda, proibindo a discriminação política com base no sexo (hoje "gênero"), exatos 50 anos depois que a 15ª Emenda, aprovada em 1870, havia garantido o voto aos homens de qualquer raça, cor e condição social nos Estados Unidos da América.

Há um século as mulheres também não votavam na Alemanha, onde o sufrágio feminino só passou a vigorar a partir de 12 de novembro de 1918. O primeiro país latino-americano a reconhecer esse direito foi o Equador, em 1929, e o Brasil deu esse passo apenas em 1932. Por sua vez, as argentinas só teriam esse direito a partir de 23 de setembro de 1947, e graças à empatia de Evita Perón.

Existem também as pequenas conquistas. O projeto de lei brasileiro que ampliou a licença-maternidade de 120 para 180 dias, aprovado pelo Congresso Nacional e sancionado pelo presidente da República (Lei nº 11.770/2008), beneficiou primeiro o funcionalismo público federal. Após a publicação da sanção presidencial no *Diário Oficial da União*, a medida passou a valer imediatamente para as servidoras públicas federais.

No caso da iniciativa privada, apesar de algumas empresas já adotarem a licença de seis meses, a medida só começou a valer efetivamente a partir de janeiro de 2010.

O Governo precisou, primeiro, estimar a renúncia fiscal oferecida com o programa e incluir no projeto da lei orçamentária, que foi enviado ao Congresso após 60 dias da publicação da lei. A partir daí, a empresa que quisesse aderir voluntariamente ao programa "Empresa Cidadã" poderia fazê-lo e, em troca, poderia deduzir integralmente do Imposto de Renda da Pessoa Jurídica a remuneração paga à empregada nos 60 dias de prorrogação da licença.

A trabalhadora, então, tem direito inicialmente a 120 dias de licença, nos quais não pode exercer atividade remunerada nem manter a criança em creche ou organização similar. Nesse período, ela recebe o salário, que é pago pela Previdência Social integralmente. Após os 120 dias, caso a trabalhadora não descumpra a norma explicada acima, a empresa pagará o salário da prorrogação de 60 dias, que será deduzido integralmente do Imposto de Renda da Pessoa Jurídica. A ampliação do benefício deverá ser requerida até o final do primeiro mês após o parto. Em caso de descumprimento da norma, a trabalhadora perderá o direito à prorrogação dos 60 dias.

A empresa não é obrigada a aderir ao programa e a decisão é facultativa. Por exemplo, uma trabalhadora de uma empresa "x" pode ter direito à licença-maternidade de seis meses, mas a trabalhadora de uma empresa "y" não. As empregadas de empresas privadas que aderiram ao programa "Empresa Cidadã" terão direito à licença-maternidade de seis meses, inclusive as mães adotivas, de forma proporcional.

Todas as mulheres com carteira assinada têm direito a ficar 120 dias consecutivos afastadas de suas funções, recebendo salário integral. A licença pode começar entre o 28º dia antes da data prevista para o parto e a ocorrência dele. O direito também é válido para mulheres que adotam uma criança. Nesses casos, a licença varia de 30 dias, para filhos entre 4 e 8 anos, a 120 dias, para bebês de até 1 ano.

As trabalhadoras que não podem prolongar a licença-maternidade de 120 para 180 dias têm o direito a duas pausas diárias de meia hora cada uma para amamentar o bebê, até que ele complete 6 meses. Por meio de acordo coletivo ou de negociação com a chefia, algumas mães substituem os intervalos pelo direito de entrar uma hora mais tarde ou sair uma hora mais cedo do trabalho. Além desse benefício, há também a possibilidade de a licença-maternidade ser prorrogada por duas semanas, sempre que o pediatra entender e expressar, via atestado médico, que a medida é importante para a saúde da mãe ou do bebê. A empresa não é obrigada a acatar essa ampliação, mas ela é importante para que se possa dar continuidade à amamentação exclusiva no peito, especialmente quando a criança é prematura ou tem alguma intolerância ao leite industrializado.

As empresas que não aderiram ao programa "Empresa Cidadã", além de oferecer um local adequado para que as mães amamentem seus filhos de até 6 meses, também são obrigadas a oferecer auxílio-creche. Quando a empresa não possuir uma creche própria, deverá oferecer um reembolso, cujos valores são estipulados em acordos ou em convenções coletivas. O local de amamentação deverá ter uma poltrona, uma pia para higienização das mãos e dos seios e uma geladeira para que as mães possam armazenar o leite.

O pai pode passar cinco dias consecutivos em casa para registrar o bebê e ajudar nos primeiros cuidados com ele. Na teoria, os dias são contados a partir do nascimento da criança. Na prática, pode haver exceções, como no caso de o bebê nascer em uma sexta-feira após o expediente, podendo o período ser contado a partir da segunda-feira. Caso contrário, fins de semana são considerados. Até o momento, pais adotivos não têm direito à licença.

Nossa Constituição Federal também garante, no seu artigo 7º, XX e XXI, a proteção da mulher no mercado de trabalho, mediante incentivos específicos nos termos da lei, além de proibir as diferenças salariais no caso das mesmas atribuições exercidas por homens e mulheres. Mas lamentavelmente esse ideal ainda não está sendo cumprido. Vemos com frequência práticas discriminatórias nos ambientes de trabalho. Há um projeto de lei em andamento no Congresso Nacional que estabelece a igualdade de salários entre homens e mulheres que ocupam a mesma função, estabelecendo multa para os empregadores que violarem a lei.

Em cumprimento a esse ideal preconizado na Constituição Federal, várias leis foram editadas para proteger as mulheres[14], as quais asseguram a igualdade de direitos no lar, no trabalho e na política, protegendo-as contra abusos e todo tipo de violência, como ocorre na famosa Lei Maria da Penha.

Muito se avançou, com a atribuição de igualdade de direitos, desde o acesso ao voto e participação política com a Constituição Federal de 1988. Porém, há muito ainda a ser conquistado para alcançarmos o ideal e tornarmos efetivo o preâmbulo da Constituição Federal. Esse ideal de Nação só poderá ser alcançado com o total respeito às mulheres e, sobretudo, às mães, que formam os homens e mulheres do futuro.

Para isso, entendemos que essas mães precisam manter sua estima por meio do exercício profissional, mas sem descuidar da vida familiar. Ela precisa de mais tempo para conviver com suas crianças e adolescentes. Na vida

---

[14] Em "Anexo das Leis da Constituição Federal", p. 109, poderá ser encontrada uma lista das leis que foram criadas ou estão em andamento para garantir os diretos da mulher na Constituição Federal.

conturbada dos grandes centros, essas mulheres mal conseguem encontrar seus filhos acordados quando chegam de sua jornada profissional diária. Como seus filhos podem desenvolver-se satisfatoriamente se suas mães, para manterem suas famílias ou complementarem a renda familiar, permanecem ausentes durante boa parte de suas vidas em formação?

O ideal seria o benefício de essas mães trabalharem algumas horas a menos, para poderem se fazer mais presentes numa pequena parte do dia, pelo mesmo salário. Caberia às mulheres não mães e aos homens compreenderem que isso é importante para a formação de seus filhos e irmãos, o que viria em benefício de toda a sociedade.

A sociedade deveria enxergar a mãe como o maior esteio da família e que, portanto, precisa de algumas horas a mais para dar amor, atenção e manter o equilíbrio das relações no lar. Se isso fosse possível, muitos problemas e danos certamente poderiam ser evitados.

Se resolvermos a equacão de fazer com que as mães tenham mais tempo para ficar ao lado de seus filhos, sem prejuízo de seu trabalho fora do lar e com o mesmo salário, teremos famílias mais felizes.

Dentro do espírito de fraternidade e do princípio da dignidade humana, caberia aos patrões, homens e mulheres entenderem que isso não se trata de privilégio, mas de uma necessidade para essas mães e seus filhos.

A pesquisa informal, feita após a defesa da tese, e que trouxe ideias que complementaram as que surgiram dos próprios resultados e conclusões da pesquisa formal, trouxe falas que demonstram algumas insatisfações e também satisfações. Talvez isso tenha a ver com o tipo de empresa à qual a mulher está vinculada. A pergunta "**O que você gostaria de dizer ao Poder Legislativo sobre esse tema?**" demonstra nas respostas o quanto as mulheres estão lúcidas e desejosas de novas atitudes do governo:

"A licença-maternidade foi uma vitória, e acho que o governo brasileiro está à frente dos outros países no que se refere a mulheres no trabalho versus *maternidade. Não acho necessário haver mais leis específicas para as mulheres, pelo menos não na minha área. Apesar de ainda existir diferença salarial entre mulheres e homens com o mesmo cargo, acho que as próprias mulheres precisam mudar esse quadro. A única coisa que precisa ser avaliada é a quantidade de horas extras que homens e mulheres têm feito sem remuneração. As jornadas de trabalho nas empresas de tecnologia hoje ultrapassam 12 horas diárias, muitas vezes trabalhando vários fins de semana seguidos. E nem homens nem mulheres recebem remuneração adicional."*

"Ao poder legislativo, eu diria que temos um bom caminho a ser percorrido, mas que os primeiros passos já começaram a ser dados, o que é muito importante. Eu diria que as mudanças das leis precisam ser feitas, e a da extensão licença à maternidade é uma delas, e que sempre é necessário olhar os diversos lados da situação (esposa x marido) (mulher x empresa)."

"Compreendam a necessidade da mulher em criar uma família e tenham noção de que a mulher no mercado de trabalho é um caminho sem volta. Muitas mulheres sustentam hoje suas famílias e não mais os seus maridos. Está na hora de mudar a legislação e ampliar o apoio e a política para o sexo feminino no mundo empresarial, possibilitando cada vez mais que as mulheres trabalhem felizes, mas tenham o direito de construir suas famílias, sem sacrificar um ou outro lado."

"A mulher tem um papel significativo no crescimento da economia e na sociedade como um todo, portanto não precisa de privilégios, e sim de programas direcionados a elas (saúde, bem-estar, cultura)."

"Demos um grande passo na questão da licença à maternidade, mas também ainda há muita coisa a se fazer nesse sentido:

1. que eles incentivassem as empresas a contratar mais mulheres entre 35 e 60 anos, seja através de desconto no imposto de renda das empresas, porque a dificuldade que as mulheres nessa faixa etária têm de arrumar emprego é enorme. E essa dificuldade está diretamente relacionada à possibilidade de ela engravidar. Em países como a Inglaterra, há estímulo para educar uma criança, no Brasil, a mulher que acabou de ter um filho é discriminada, tratada como improdutiva, como se ela fosse incapaz de realizar suas tarefas da mesma forma que fazia antes de engravidar;

2. que criassem mais creches nas empresas com benefícios também de incentivo fiscal. Hoje, só existem creches em grandes empresas como a Natura. Mas poderiam ser criados convênios para empresas menores entre escolas próximas dessas empresas para garantir que a mãe pudesse amamentar próximo ao seu local de trabalho ou pudesse pelo menos acompanhar um pouco a educação do seu filho, levando-o na escola, conversando com a professora etc.;

3. que fizessem leis obrigando as empresas a disponibilizarem empregos part-time para as mulheres que acabaram de ter um filho. Ou um trabalho metade home-office, metade na empresa. Assim, possibilitariam que elas permanecessem no mercado de trabalho, mas com uma intensidade de permanência na empresa menor."

"Não tenho profundo conhecimento das leis trabalhistas com relação a esse tema. Sei somente o básico. Mas acho que precisaríamos de leis mais fortes e severas com relação à discriminação da mulher grávida ou mãe nas empresas. Mesmo que as empresas comentem não haver discriminação, na prática há sim e não vejo punições adequadas." "Deputados e senadores, deputadas e senadoras, mais esforço em planejar e executar a estrutura que suporta qualquer mulher sair para trabalhar sem abrir mão da segurança e desenvolvimento de seus filhos. Temos muito a contribuir, mas não somos iguais aos homens, e igualdade é tratar diferente as diferenças com justiça e sensibilidade."

"Trabalho part-time precisa ser melhor regulamentado e estimulado. A opção de extensão da licença-maternidade mesmo que não remunerada também pode ser uma alternativa interessante para estimular a maternidade."

"Gostaria de voltar ao tema da desigualdade salarial e solicitar uma lei trabalhista que obrigasse equivalência salarial para homens e mulheres que ocupam a mesma função. Gostaria também de explorar o tema das mulheres que são mães, trabalham e se separam de seus maridos. Em situações como essa, quando a criança fica sob o cuidado da mãe, são avaliadas as necessidades da criança x a disponibilidade financeira do pai e é estabelecida uma ajuda de custo ou pensão. Porém, não é considerado o fato de que a mãe passa a ter responsabilidade integral com os cuidados da criança, enquanto o pai tem essa responsabilidade apenas nos fins de semana. Nesse sentido, entendo que a lei deveria proteger mais mulheres nessa situação, o que poderia acontecer através da maior compensação financeira (aumentando o valor da contribuição do pai ainda que as mulheres trabalhem e tenham sua própria fonte de renda), ou de algumas tarefas designadas como obrigação ao pai (levar e trazer da escola, levar ao pediatra etc.)."

Conclusões criativas

"Os poetas serão! Quando for abolida a servidão infinita da mulher, quando ela viver para ela e por ela, tendo-lhe dado baixa o homem – até agora abominável –, ela será também poeta! A mulher encontrará o desconhecido! Divergirão dos nossos seus mundos de ideias? Ela descobrirá coisas estranhas, insondáveis, repugnantes, deliciosas, nós as tomaremos, nós as compreenderemos."

Rimbaud (1871, *in* Beauvoir, 1949)

Após todos os temas abordados, o que poderá ser ponto de partida para as novas reflexões que este livro sugere?

Algumas desenvolverei aqui, desde ideias sobre a formação dos meninos e meninas, para uma sociedade mais justa e cooperativa, até a construção de um mundo mais consciente dos direitos e deveres de homens e mulheres, quebrando padrões tradicionais tão arraigados com a construção de novos paradigmas de pensamento e real utilização deles na sociedade.

Se a sociedade está em constante movimento de transformação, é evidente que os padrões e comportamentos antigos se adaptem e evoluam progressivamente. Não há como conter ou presumir que seja possível manter-se estagnado.

Nesse sentido, áreas como a Educação, crucial para a formação das gerações futuras, devem estar aptas para percorrer um caminho paralelo, complementar e coerente com as novas necessidades. Como ficou claro nos depoimentos apresentados, as novas famílias desejam e precisam disso.

Para tanto, não há que se pensar apenas na criança, mas, sim e sobretudo, na adequada formação dos educadores, que, em meio às disciplinas tradicionais, precisarão encontrar nos seus estudos aplicação prática para as novas necessidades da sociedade.

Ter consciência desse mundo que se redesenha e das novas formações familiares será fundamental para o acompanhamento dos alunos, crianças e jovens que atuarão efetivamente a partir desses parâmetros.

Escutei outro dia, em um almoço de mulheres na faixa dos 50 anos, os seguintes depoimentos:

"Pela experiência que tenho com meu filho e com meu genro, essa geração de homens está muito mais preparada. Foram ao todo seis partos normais, três de cada pai, e eles foram pra lá de companheiros em todo o processo. Da gravidez ao parto e na participação ativa na criação das crianças. Acho que fizemos um bom trabalho criando meninos que são muito mais presentes do que a maioria dos maridos da nossa geração."

"Porque acho que ninguém, ninguém pensou em preparar os homens para o momento do parto, para a chegada dos bebês. E com isso sofrem as mulheres em silêncio, que se calam, pelo menos enquanto ainda estão casadas! E as mágoas vivem

nos corações pelos anos afora, corroendo os relacionamentos. Seria maravilhoso podermos ajudar a educar os casais novos a se prepararem para a grande empreitada para a qual estão se lançando."

Esses são pensamentos encorajadores na direção de uma revisão de valores que até há pouco tempo estabeleceu padrões de comportamento masculinos e femininos muito estagnados e que já não servem na contemporaneidade.

Mudança significativa também deve ocorrer na condição de trabalho da mulher executiva e mãe, e este livro traz, na voz dessa mesma mulher, uma série de sugestões, questões e até mesmo queixas, tão mais pertinentes pelo fato de ser ela o sujeito dessa nova condição.

Novas formas de trabalho já surgiram (*home-office*), novas leis contemplam questões antes nem imaginadas e nítidos avanços podem ser sentidos. Mas se muito já foi conquistado, há ainda muito a se fazer. Refletir sobre essas questões que envolvem mulher e trabalho a partir da realidade e dos fatos é um passo importante.

A mulher se mantém contraditória, e ainda atua segundo valores de gerações passadas, querendo caminhar para o futuro. Seus parâmetros se confundem enquanto ela busca respostas. Se antes os modelos eram fixos, o que facilitava segui-los, pois nem se questionava sua validade, hoje, por não serem mais fixos, trazem muita insegurança e ansiedade.

Quanto às expectativas da mulher em relação ao seu parceiro, é importante lembrar que o imaginário feminino é inundado pelas imagens herdadas de suas mães, avós, tias. O príncipe dos contos de fadas, o homem idealizado, parece ainda ser desejado, e isso o mantém vivo. Há, ainda, o resquício e o desejo pelo homem que ampara, protege e defende, perpetuando os papéis da força masculina e da fragilidade feminina.

Na verdade, nossa sociedade não conseguiu ainda se desligar de um modelo que não funciona mais. Parece existir uma grande culpa para as mulheres que desafiam o padrão estabelecido, isto é, o padrão tradicional. Somado a isso, a própria mulher critica e censura essa nova mulher. Parece haver resistência e preconceito, por vezes cruéis, dentro mesmo do "ser" feminino. As que não ousam, se intimidam e não apoiam, até criticam, o que dificulta o andar ligeiro das transformações.

Depois de tantas reflexões e descobertas, podemos nos perguntar: onde está essa mulher frágil, que já provou ser capaz de tantas conquistas? Afinal, o que ela realmente deseja?

O que ela sabe, de si e de seu contexto como indivíduo crítico e autocrítico, a respeito do desafio atual de integração entre carreira e filho? Quando, ao menos aparentemente, a sociedade coloca a realização individual da carreira acima da realização pela maternidade, apresentando-se como um óbvio e primário objeto de crítica sociocultural? O que tem essa mulher a dizer sobre a sociedade em que vive? O que tem ela a dizer sobre si mesma e seus processos decisórios numa área tão importante da vida feminina?

Essa escolha não é nem simples nem racional e nos remete à pressão de valor, que a cultura social é capaz de propor e impor, em seus costumes e hábitos. É merecedora de investigação profunda, porque, sem dúvida, a submissão do processo volitivo, a "escravidão da vontade", sempre dá a impressão – e gera a desculpa – de que as pessoas são "livres" por decidirem de "forma livre" o que fazer. No entanto, os investigadores das ciências humanas sabem que os meandros do processo decisório individual passam por muito mais fatores e estratos do que sonham os objetivistas racionalistas. O que dizer de uma decisão "pessoal" que envolve ancestralidade e posteridade, como a decisão pela maternidade? Talvez seja a mais "coletiva" das decisões pessoais, hoje sob júdice de interesses profissionais de natureza corporativa, que pouca importância parecem dar à indiscutível relevância do assunto.

Afinal, qual a consciência sobre a pressão desse contexto e que críticas podem ser feitas pelas mulheres sobre tal assunto hoje?

Podemos lembrar, aqui, de Jean Jacques Rousseau, em seu mais importante livro sobre educação, ao dizer:

"*A verdadeira escravidão não é aquela na qual as pessoas fazem o que eu quero que elas façam, mas aquela em que as pessoas querem o que eu quero que elas queiram*".

Uma mulher que ajudou na pesquisa declarou:

"O apoio à maternidade vem da profunda valorização do indivíduo como ser em desenvolvimento e em busca de realização de uma missão maior. A mulher precisa ter a questão da maternidade bem resolvida internamente e é preciso de forma geral reduzir ao máximo as barreiras externas para a maternidade para que elas não façam das mulheres reféns dos seus medos, em vez de efetivamente buscarem seu caminho frente a esse tema. Inclusive a opção pela não maternidade deve ser respeitada. Precisamos remover os tabus em torno desse tema. A liberdade e chance real de a pessoa ser protagonista absoluta na questão da maternidade geram indivíduos mais maduros e realizados, mais capazes de contribuir com nossa sociedade como um todo!

O resto vem.

Sou muito melhor pessoa e profissional hoje após o nascimento das minhas filhas. Sou mais responsável, tenho mais apreço pelo outro, tenho mais preocupação em ser um exemplo bacana para minhas meninas e para a sociedade. Essas características todas me dão melhor capacidade de performar inclusive no meu trabalho! A realização individual gera resultados para o todo! Precisamos quebrar o paradigma de que um prejudica o outro...".

Peço que vejamos, nessas palavras, não uma fala, mas um apelo e um pronunciamento. Que ele nos leve ao futuro!

Anexo das Leis da Constituição Federal

COLETÂNEA DE LEGISLAÇÃO

Constituição Federal

Art. 7º. São direitos dos trabalhadores urbanos e rurais, além de outros que visem à melhoria de sua condição social:

XX – proteção do mercado de trabalho da mulher, mediante incentivos específicos, nos termos da lei;

XXX – proibição de diferença de salários, de exercício de funções e de critério de admissão por motivo de sexo, idadc, cor ou estado civil;

Art. 226. A família, base da sociedade, tem especial proteção do Estado.

§ 5º – Os direitos e deveres referentes à sociedade conjugal são exercidos igualmente pelo homem e pela mulher.

Leis

- Lei nº 9.029/95, de 13/04/1995 – Proíbe a exigência de atestados de gravidez e esterilização, e outras práticas discriminatórias, para efeitos admissionais ou de permanência da relação jurídica de trabalho.

- Lei nº 9.799/99, de 26/05/1999 – Insere na Consolidação das Leis do Trabalho regras sobre o acesso da mulher ao mercado de trabalho e dá outras providências.

- Lei nº 10.224, de 15/05/2001 – Assédio sexual no trabalho

  Altera o decreto-lei nº 2.848, de 1940 – Código Penal, sobre o assédio sexual em caso de superioridade hierárquica.

- Lei nº 10.421/2002, de 15/04/2002 – Estende à mãe adotiva o direito à licença-maternidade e ao salário-maternidade, alterando a Consolidação das Leis do Trabalho.

- Lei nº 10.455, de 13/05/2002 – Afastamento do agressor.

  Em caso de violência doméstica, o juiz pode determinar o afastamento do agressor do lar.

- Lei nº 10.714, de 13/08/2003 – Denúncias contra violência.

  Autoriza o poder executivo a disponibilizar, nacionalmente, telefone para denúncias de violência contra a mulher.

- Lei nº 10.778, de 24/11/2003 – Violência nos serviços de saúde.

Estabelece notificação compulsória no caso de violência contra a mulher em serviços de saúde públicos ou privados.

- Projeto de lei nº 4559, de 16/11/2004 - Violência doméstica e familiar.

  Cria mecanismo para coibir a violência doméstica e familiar, nos termos do § 8º do Art. 226 da Constituição Federal.

- Lei nº 11.106/2005, de 28/03/2005 - Altera o Código Penal.

  Altera os artigos 148, 215, 216, 226, 227, 231, e acrescenta o 231-A ao Decreto-lei nº 2.848 - Código Penal.

- Lei nº 11.340, de 07/08/2006 - Lei Maria da Penha.

  Cria mecanismo para coibir a violência doméstica e familiar contra a mulher. Dispõe sobre a criação dos Juizados de Violência Doméstica e Familiar contra a Mulher, altera o CP, o CPP e a LEP, entre outras providências.

Referências bibliográficas: um aprofundamento nas reflexões e citações

ACADEMIA BRASILEIRA DE LETRAS. *VOLP – Vocabulário ortográfico da língua portuguesa*. 5. ed. São Paulo: Global, 2009.

BAUMAN, Z. *Modernidade líquida*. Rio de Janeiro: Jorge Zahar Editor, 2001.

BEAUVOIR, S. *A mulher independente*. Rio de Janeiro: Pocket Ouro, 2008.

______. *O segundo sexo*. Rio de Janeiro: Nova Fronteira, 1980. [1949]

BLAINLEY, G. *Uma breve história do século XX*. São Paulo: Editora Fundamento Educacional, 2009.

BOLOGNA, J. E. De caso com o acaso. *Cara & Coroa*, São Paulo, Hedging-Griffo, n. 3, Inverno 2007.

______. Realidades naturais e verdades culturais: valores socioprofissionais no mundo contemporâneo. In: ESTEVES, S. A. P. (Org.). *O dragão e a borboleta: sustentabilidade e responsabilidade social nos negócios*. São Paulo: Axis Mundi, 2000.

______. Valores que constroem a sustentabilidade. Conferência Magna. In: XI CONGRESSO PARANAENSE DE RECURSOS HUMANOS, Curitiba, Expo Unimed, 3 a 5 de junho de 2009.

BRASIL. Ministério do Trabalho. RAIS: Relação Anual de Informações Sociais. Brasília: 2000. CD-ROM.

BRUSCHINI, C. Gênero e trabalho no Brasil: novas conquistas ou persistência da discriminação? In: ROCHA, M. I. B. (Org.). *Trabalho e gênero: mudanças, permanências e desafios*. São Paulo: Editora 34, 2000.

______. *Trabalho e gênero no Brasil nos últimos dez anos*. Texto apresentado no Seminário Internacional Gênero e Trabalho (MAGE/FCC), realizado no Brasil (São Paulo e Rio de Janeiro), de 8 a 12 de abril de 2007.

______; PUPPIN, A. B. Trabalho de mulheres executivas no Brasil no final do século XX. São Paulo, *Caderno Pesquisa*, v. 34, n. 121, jan./abr. 2004.

CAPRA, F. *O ponto de mutação: a ciência, a sociedade e a cultura emergente*. São Paulo: Cultrix, 1987.

COSMIDES, L.; TOOBY, J. Evolutionary psychology: theoretical foundations. In: *Encyclopedia of Cognitive Science*. London: Macmillan, 2003.

COSTA, S. G. Saúde, gênero e representações sociais. In: MURARO, R. M.; PUPPIN, A. B. (Orgs). *Mulher, gênero e sociedade*. Rio de Janeiro: Relume Dumará, 2001.

ESPER, E. M. B. *Relações de gênero e o trabalho profissional realizado por homens e mulheres no espaço doméstico: reflexos na instrumentalidade e expressividade, na saúde e na qualidade de vida*. Tese (Doutorado em Psicologia Clínica). PUC/SP, Núcleo de Psicologia Hospitalar e Psicossomática, 2008.

FUNDAÇÃO CARLOS CHAGAS (FCC). Banco de dados sobre o trabalho da mulher. São Paulo, FCC, 1998. Disponível em: <http:www.fcc.org.br>. Acesso em: fevereiro 2009.

GALBRAITH, J. K. *A era da incerteza*. São Paulo: Pioneira, 1986.

GRUPO CATHO. Pesquisa *online* www.catho.com.br. 2009.

HOBSBAWM, E. J. *A era dos extremos: o breve século XX*. São Paulo: Companhia das Letras, 1996.

______. *Tempos interessantes: uma vida no século XX*. São Paulo: Companhia das Letras, 2002.

IBGE. Síntese de Indicadores Sociais 2005. *Série Estudos e Pesquisas – Informação Demográfica e Socioeconômica, 17*. Rio de Janeiro, IBGE, 2006.

KAHHALE, E. M. P. (Org.). *A diversidade da psicologia: uma construção teórica*. São Paulo: Cortez, 2002.

______. Subsídios para reflexão sobre sexualidade na adolescência. In: BOCK, A. M. B.; GONÇALVES, M. G. M.; FURTADO, O. (Orgs.). *Psicologia sócio-histórica: uma perspectiva crítica em psicologia*. São Paulo: Cortez, 2001.

KROPOTKIN, P. *Ajuda mútua: um fator de evolução*. São Sebastião: A Senhora Editora, 2009.

LASZLO, E. *Macrotransição: o desafio para o terceiro milênio*. São Paulo: Axis Mundi/Willis Harman House, 2001.

LIPOVETSKY, G. *A era do vazio*. São Paulo: Manole, 2004.

______. *A terceira mulher*. São Paulo: Companhia das Letras, 2000.

______. *Os tempos hipermodernos*. São Paulo: Barcarolla, 2004.

LYOTARD, J. F. *A condição pós-moderna*. Rio de Janeiro: José Olympio, 2002.

MALUF, V. Coping *e crenças nas mulheres em tratamento de reprodução assistida*. Dissertação (Mestrado em Psicologia Clínica). PUC/SP, Núcleo de Psicologia Hospitalar e Psicossomática, 2005.

______. *Fertilidade & Maternidade. O desejo de um filho*. São Paulo: Atheneu, 2007.

______. *Mulher, trabalho e maternidade: uma visão contemporânea*. Tese (Doutorado em Psicologia Clínica). PUC/SP, Núcleo de Psicologia Hospitalar e Psicossomática, 2009.

MITHEN, S. *A pré-história da mente*. São Paulo: Editora UNESP, 2002.

MOLON, S. I. *Subjetividade e constituição do sujeito em Vygotsky*. Rio de Janeiro: Vozes, 2003.

MORIN, E. *Os sete saberes para uma educação do futuro*. São Paulo: UNESCO/Cortez, 2000.

PINKER, S. *Tábula rasa*. São Paulo: Companhia das Letras, 2004.

ROCHA-COUTINHO, M. L. De Cinderela a Mulher Maravilha: a maternidade em tempos de mudança. *Série Documenta*, v. 9, n. 6, p. 91-116, 1998.

______. Novas opções, antigos dilemas: mulher, família, carreira e relacionamento no Brasil. *Temas de Psicologia da SBP*, v. 12, n. 1, p. 2-17, 2004.

______. Quando o executivo é uma "dama": a mulher, a carreira, e as relações familiares. In: FÉRES-CARNEIRO, T. (Org.). *Família e casal: arranjos e demandas contemporâneas*. Rio de Janeiro: NAU, 2003.

SIQUEIRA, J. T. Novas formas de paternidade: repensando a função paterna à luz das práticas sociais. In: SILVA, A.; LAGO, M. C.; RAMOS, T. R. A. (Orgs.). *Falas de gênero – teorias, análises, leituras.* Florianópolis: Editora Mulheres, 1999.

TOFFLER, A. *A terceira onda.* Rio de Janeiro: Record, 1999.

TOYNBEE, A. *Um estudo da História.* São Paulo: Martins Fontes, 1986.

TROIANO, C. R. *Vida de equilibrista: dores e delícias da mãe que trabalha.* São Paulo: Cultrix, 2007.

VIGOTSKI, L. S. *Formação social da mente.* São Paulo: Martins Fontes, 1998. [*Mind in Society.* Cambridge, MA, Harvard University Press, 1978]

WAGNER, A.; PREDEBON, J.; MOSMANN, C. Compartilhar tarefas? Papéis e funções de pai e mãe na família contemporânea. *Psicologia: Teoria e Pesquisa,* v. 21, n. 2, p. 181-186, Mai-Ago 2005.

WILSON, E. O. *Sociobiology: the new synthesis.* Harvard: University Press, 1975.

Índice Remissivo

D

E

F

N

O

P

V

Impresso nas oficinas da
SERMOGRAF - ARTES GRÁFICAS E EDITORA LTDA.
Rua São Sebastião, 199 - Petrópolis - RJ
Tel.: (24)2237-3769